工学一体化企业新型学徒制培训教材
国家职业教育医药类规划教材

老年健康照护

LAONIAN JIANKANG ZHAOHU

王文文　张俊玲　白洁　主编

化学工业出版社

·北京·

内容简介

本书主要针对老年人健康照护基础知识、老年人安全照护、老年疾病的健康照护对老年健康照护内容进行整体描述，帮助高职高专医药学专业学生掌握老年人及人口老龄化、老年健康照护理念及职业素养，老年人身体、心理、社会健康评估概述，老年人用药、生活、安全照护，常见老年疾病的病因、照护评估、照护措施和任务实施等理论知识与操作技能。

本书适合职业教育院校老年服务类专业师生阅读，也可作为居家照护、机构养老和照护者的实用手册，同时可作为各地举办的养老护理员、失智老人照护员等职业技能等级培训、备战职业技能竞赛等的参考用书。

图书在版编目（CIP）数据

老年健康照护 / 王文文，张俊玲，白洁主编 . —北京：化学工业出版社，2024.4
ISBN 978-7-122-44920-7

Ⅰ.①老… Ⅱ.①王…②张…③白… Ⅲ.①老年人-保健-教材②老年人-护理-教材 Ⅳ.①R161.7②R473

中国国家版本馆CIP数据核字（2024）第034558号

责任编辑：张　蕾　　　　　　　　　　加工编辑：何　芳
责任校对：李雨函　　　　　　　　　　装帧设计：史利平

出版发行：化学工业出版社
　　　　　（北京市东城区青年湖南街13号　邮政编码100011）
印　　装：中煤（北京）印务有限公司
710mm×1000mm　1/16　印张13¾　字数225千字
2024年10月北京第1版第1次印刷

购书咨询：010-64518888　　　　　售后服务：010-64518899
网　　址：http://www.cip.com.cn
凡购买本书，如有缺损质量问题，本社销售中心负责调换。

定　　价：69.80元　　　　　　　　　　版权所有　违者必究

编写人员名单

主　　编　王文文　张俊玲　白　洁

副 主 任　叶军妹　张亚丽　马承梅

编　　者　马承梅（山东医药技师学院）

　　　　　　王文文（杭州第一技师学院）

　　　　　　白　洁（河南医药健康技师学院）

　　　　　　叶军妹（杭州第一技师学院）

　　　　　　张俊玲（山东医药技师学院）

　　　　　　张亚丽（河南医药健康技师学院）

　　　　　　宋华倩（河南医药健康技师学院）

　　　　　　沈国芳（杭州市食品药品检验研究院）

　　　　　　来庆专（山东医药技师学院）

　　　　　　吴旭萍（杭州第一技师学院）

　　　　　　周琳杰（杭州第一技师学院）

　　　　　　胡弘扬（河南医药健康技师学院）

　　　　　　黄伟芳（杭州第一技师学院）

　　　　　　焦文文（山东医药技师学院）

主　　审　张晓军

前言

随着全球人口老龄化的加速，老年健康照护已经成为医疗健康领域的重要分支。为了满足这一需求及促进职业教育教学改革，推动技能竞赛成果转化，本教材联合国家级康养实训基地建设单位杭州第一技师学院、世界技能大赛健康和社会照护项目中国集训基地河南医药健康技师学院、山东医药技师学院共同开发，构建服务于职业教育的现代职业教育教材体系。作为老年健康照护领域的学习参考资料，本教材充分借鉴了国内外老年健康照护的研究成果和实践经验，内容涵盖了老年健康照护基础知识、老年人安全照护、老年疾病的健康照护三个模块，旨在帮助学生深入了解老年健康照护的基本知识和实践技能。

本教材针对老年疾病的健康照护模块的日间照护中心患者的健康照护、长期照护中心患者的健康照护、家庭场景下患者的健康照护、医院场景下患者的健康照护4个学习情境中的12个任务进行项目化任务驱动式教学，各任务的范围和深度紧跟行业、企业的实际需要，与相应的岗位群紧密挂钩，实践性、应用性较强，突出了老年健康照护领域职业技能的特点。在编写本教材的过程中，我们恪守严谨的态度，与资深的老年健康照护领域专家共同撰写，确保教材内容的准确性和权威性。

希望本教材能够帮助学生全面了解和把握老年健康照护的核心要点，提升职业素养，为老年健康照护行业的发展贡献自己的力量。同时恳切希望广大读者对教材提出宝贵意见和建议，以便再版时修订提高。

编者

2023年10月

目录

模块一　老年人健康照护基础知识 ———————— 001

学习情境一　老年健康照护概论　　　　　　　　　　001

　任务一　老年人及人口老龄化　　　　　　　　　　001

　任务二　老年健康照护理念及职业素养　　　　　　006

学习情境二　老年人的健康评估　　　　　　　　　　013

　任务一　老年人健康评估概述　　　　　　　　　　013

　任务二　老年人身体健康评估　　　　　　　　　　020

　任务三　老年人心理健康评估　　　　　　　　　　030

　任务四　老年人社会健康评估　　　　　　　　　　044

模块二　老年人安全照护 ———————————— 053

学习情境一　老年人用药安全照护　　　　　　　　　053

　任务一　老年人药动学和药效学特点　　　　　　　053

　任务二　老年人用药原则及药物不良反应　　　　　058

　任务三　老年人用药安全照护　　　　　　　　　　062

学习情境二　老年人生活安全照护　　　　　　　　　070

　任务一　跌倒　　　　　　　　　　　　　　　　　070

　任务二　坠床　　　　　　　　　　　　　　　　　076

　任务三　误吸　　　　　　　　　　　　　　　　　080

任务四　走失　　　　　　　　　　　　　　　085

任务五　烫伤　　　　　　　　　　　　　　　089

模块三　老年疾病的健康照护 ——————— 095

学习情境一　日间照护中心患者的健康照护　　　　　095

任务一　2型糖尿病患者的健康照护　　　　　　　095

任务二　老年慢性阻塞性肺疾病患者的健康照护　　104

任务三　老年直肠癌造口术后患者的健康照护　　　114

学习情境二　长期照护中心患者的健康照护　　　　　127

任务一　老年脑卒中患者的健康照护　　　　　　　127

任务二　老年失智症患者的健康照护　　　　　　　140

任务三　老年临终患者的健康照护　　　　　　　　151

学习情境三　家庭场景下患者的健康照护　　　　　　165

任务一　老年帕金森病患者的健康照护　　　　　　165

任务二　老年高血压病患者的健康照护　　　　　　175

任务三　老年性耳聋患者的健康照护　　　　　　　183

学习情境四　医院场景下患者的健康照护　　　　　　190

任务一　老年急性心肌梗死患者的健康照护　　　　190

任务二　支气管哮喘患者的健康照护　　　　　　　199

任务三　老年髋关节置换术后患者的健康照护　　　207

模块一
老年人健康照护基础知识

本模块学习内容包括常见老年人及人口老龄化的基本知识，老年健康照护的理念，老年健康照护从业者的职业素养，老年健康评估的方法。通过本模块的学习，应了解人口老龄化的现状和影响，树立老年健康照护的理念，熟悉老年健康照护师的职业素养，掌握老年人健康评估的要点，促进学生专业素养与职业素养的有效融合，以更好地从事老年健康照护事业。

学习情境一　　老年健康照护概论

随着社会经济的发展，人口老龄化是必然趋势，中国已经成为世界上老年人口数量多的国家，应对人口老龄化也已成为人们普遍关心的重大社会问题。2021年5月11日发布的第七次全国人口普查数据显示，全国60周岁及以上人口超2.6亿，占总人口的18.7%，其中65周岁及以上人口占总人口的13.5%。截至目前，60周岁以上人口已超过2.8亿，人口形势极其严峻。通过社会化和专业化的养老服务对老年人进行健康照护，对提高老年人生命质量和健康水平，多层次保障养老具有重要意义。

任务一　　老年人及人口老龄化

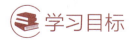

1. 能判别何为老年人。
2. 能明确人口老龄化的现状。

3. 能描述人口老龄化的影响。
4. 能树立"终生学习"理念,提高自身知识储备。

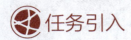

某小区建设了一个老年活动室,每天都人满为患,许多老年人在此处沟通、娱乐。随着社会的发展和人民生活水平的提高,平均寿命也大大增加,随之而来的就是人口老龄化趋势加剧。那么你是否清楚老年人的范畴,人口老龄化是什么,对社会有何影响?让我们一起来学习吧。

人类从出生开始就在不断地发生变化,一生会经过生长发育、成熟、衰老到死亡的全过程。随着年龄的增长,人类从幼年到青年再到老年,其生理结构和功能也在不断变化。进入老年阶段,人的器官组织和身体功能都逐渐衰退,这也是自然发展的结果。现在由于社会经济的发展,人口结构也在不断变化,老年人口比例增加,人口老龄化趋势明显。

一、基本概念

1. 寿命

寿命是指从出生经过发育、成长、成熟、老化至死亡前机体生存的时间,通常以年龄作为衡量寿命长短的尺度。每个人的寿命不同,在比较某个时期、某个地区的人类寿命时,通常采用平均寿命表示。

2. 老年人

老年是生命的最后阶段,也是一个渐进的过程,很难准确地界定个体进入老年的时间。一般来说,进入老年期,人体在生理上会表现出新陈代谢减缓、抵抗力下降、生理功能下降等特征。

世界卫生组织(WHO)对老年人的年龄界定为:在发达国家将65岁以上的人群定为老年人,在发展中国家则将60岁以上的人群定为老年人。我国民间多用"三十而立,四十不惑,五十知天命,六十花甲,七十古稀,八十九十耄耋,一百岁期颐之年"等说法。随着时代的发展,老年人的年龄划分标准也在不断地更新。1982年4月,中华医学会老年医学会建议,把60岁作为我国老年人的划分界限。现阶段我国老年人的划分标准按照时序年龄为:45~59岁为老年前期，即中老年人；60～89岁为老年期，为老年人；90～99岁为长寿期；100岁及以上为寿星，即长寿老人。而世界卫生组织（WHO）根据现代人生理和心理上的变化，将人的年龄界限做出新的划分：44岁以下为青年人，45～59岁为中年人，60～74岁为年轻老人，75～89岁为老老年人，90岁以上为长寿老年人。WHO的年龄划分标准兼顾了发达国家和发展中国家，也兼顾了人类平均寿命不断延长的趋势和人类健康水平日益提高的必然结果，为大多数国家认可并使用。

3.人口老龄化

人口老龄化是指人口生育率降低和人均寿命延长导致的总人口中因年轻人口数量减少、年长人口数量增加而导致的老年人口比例相应增长的动态过程。人口老龄化有两个含义：一是指老年人口相对增多，在总人口中所占比例不断上升的过程；二是指社会人口结构呈现老年状态，进入老龄化社会。国际上通常看法是，当一个国家或地区60岁以上老年人口占人口总数的10%，或65岁以上老年人口占人口总数的7%，即意味着这个国家或地区进入老龄化社会。

二、人口老龄化的现状

人口老龄化是世界人口发展的普遍趋势，它标志着人类平均寿命的延长，是生命科学与社会经济不断发展进步的体现。

1.世界人口老龄化

（1）人口平均寿命不断增加　随着社会经济的不断发展，世界各国的平均寿命都在不断增加。

（2）人口老龄化进程加快　老龄人口的数量不断增加，占世界人口的比例越来越多。

（3）老年人口重心从发达国家向发展中国家转移　发展中国家的老年人口增加迅速，目前世界老年人口已有大部分集中在发展中国家。

（4）高龄老年人增长速度快　80岁以上高龄老年人是老年人口中增长最快的群体。人口高龄化较为严重。

（5）老年妇女占比高　由于老年男性死亡率高于女性，导致多数国家老年人口中女性超过男性。

2.我国人口老龄化的现状

中国人口老龄化主要呈现以下特点。

（1）老年人口规模巨大　2020年第七次全国人口普查的结果显示中国老年

人口已经达到2.6亿，其中，65岁及以上人口1.9亿人。全国31个省份中，有16个省份的65岁及以上人口超过了500万人，其中，有6个省份的老年人口超过了1000万人。

（2）人口老龄化进程加快　我国是人口老龄化发展速度最快的国家之一，老年人口基数大、失能比例高。2010～2020年，60周岁及以上人口比例上升了5.44%，65周岁及以上人口比例上升了4.63%，与前一个十年相比，上升幅度分别提高了2.51%和2.72%，老龄化速度明显加快。

（3）老年人口质量不断提高　2020年第七次全国人口普查显示，60岁及以上人口中，拥有高中及以上文化程度的有3669万人，比2010年增加了2085万人；高中及以上文化程度的人口比重为13.90%，比十年前提高了4.98个百分点。我国人口预期寿命也在持续提高，2022年，国家卫生健康委发布的《2021年我国卫生健康事业发展统计公报》显示，居民人均预期寿命由2020年的77.93岁提高到2021年的78.2岁。

（4）老龄化水平城乡差异明显　研究表明，中国人口老龄化发展由东部向西部区域呈明显梯次，东部沿海经济发达地区明显快于西部经济欠发达地区。另外，受城市生育率和入城务工年轻人增多的影响，农村老年人口比重增多。2020年乡村60岁、65岁及以上老人的比重分别为23.81%、17.72%，比城镇分别高出7.99、6.61个百分点。农村老龄化越来越严重，产生城乡老年人口数量倒置现象。

（5）高龄化加剧　调查显示我国每年新增100万高龄老年人口，这种大幅度增加的态势将持续到2025年。与其他老人相比高龄老人的病残率更高，需要的关心照顾程度也更多。心脑血管疾病、呼吸系统疾病等慢性病患者基数不断增加，老年人慢性疾病负担逐渐增加。

（6）老龄化超前于现代化　发达国家基本都是在实现现代化的条件下进入老龄社会的，属于先富后老或富老同步，而中国目前尚未实现现代化，在经济还不发达的情况下提前进入老龄社会，属于未富先老，人口老龄化应对形式更为严峻。

三、人口老龄化的影响

人口老龄化不仅牵涉到老年人自身的利益，还牵涉到政治、经济、文化和社会发展等诸多方面，带来一系列的问题。

1.社会负担加重

抚养系数（dependency coefficient），即社会负担系数，亦称为抚养比，是指非劳动力人口数与劳动力人口数之间的比率。总抚养系数是由老年抚养系数加上少儿抚养系数得到。抚养系数越大，表明劳动力人均承担的抚养人数就越多，也就意味着劳动力的抚养负担就越重。随着老龄化加速，劳动年龄人口的比重不断下降，随之而来的就是老年抚养系数不断上涨，加重了劳动人口的经济负担。另外，老年人口比重与社会保障水平之间存在着高度相关性。人口老龄化使国家用于老年社会保障的费用大量增加，医疗费用和养老金数额逐渐增加，加上各种涉老救助和福利，庞大的财政开支给政府带来沉重的负担。

2.家庭养老功能减弱

根据我国之前的计划生育政策，一对夫妻仅生育一个小孩，孩子成家后就要面临一对夫妇赡养四位老人及抚养一个孩子的局面。在这种情况下，不管是在经济上还是在精力上，年轻一代都很难承受赡养老人的重负，导致传统的家庭养老功能有弱化的趋势，养老负担越来越多地依赖社会。

3.老年人对医疗保健的需求加剧

人口老龄化加大了对医疗卫生资源的需求。老年人随着年龄增长，身体功能有所退化，生活自理能力降低，再加上一些疾病如肿瘤、心血管疾病、糖尿病、老年精神障碍等，往往是病程长、病情比较严重，这不仅加重了家庭和社会的经济负担，同时也对医疗资源提出了挑战，对医疗设施、医护人员和卫生费用的需求急剧增大。

4.社会养老服务供需矛盾

我国目前经济还未进入发达国家行列，社会养老和保障体系尚不完善。人口老龄化呈现高龄化、空巢化、家庭少子化特点，养老负担越来越多地依赖于社会。但由于我国"未富先老"，尽管政府已经加大社会服务的发展力度，但养老服务供需矛盾仍然较为突出。截至2022年底，各类养老机构有4.0万多个，床位达到822.3万多张，床位总数增长较多，但仍低于发达国家比例。由此可见，养老服务的确是一个难题。

5.社会文化发展不能满足老年人的需求

随着老年人的寿命不断延长，退休后闲暇时间也不断增多，然而社会福利文化发展相对滞后，导致我国老年人精神文化生活出现内容与形式单调、层次和水平较低、文化活动娱乐场所缺乏的现象。根据我国老龄工作的目标，势必要改变老年人精神文化需求难以满足的现状，以提高老年人的生活质量。

思考与练习

一、单选题

1.按照国际年龄划分标准，下列属于老老年人的是（　　）。

A.45～59岁　　　　B.60～74岁　　　　C.75～89岁　　　　D.90～99岁

2.下列不属于我国人口老龄化影响的是（　　）。

A.社会负担加重　　　　　　　　　B.家庭养老功能强

C.医药资源需求加剧　　　　　　　D.养老服务供需矛盾

二、问答题

1.试述何谓人口老龄化。

2.试述我国的人口老龄化特点。

任务二　老年健康照护理念及职业素养

学习目标

1.能树立老年健康照护师的职业理念。

2.能明确老年健康照护师的职业素养。

3.能遵守照护服务的礼仪规范。

4.能敬老爱老，吃苦耐劳，积极投身老人健康照护事业。

任务引入

张某由奶奶抚养长大。后来奶奶年纪越来越大，有一次摔倒之后卧病在床却得不到专业的照护，最后发生压疮，痛苦地离世。她很难过，后来听说有健康照护这个职业，便毅然选择成为一名健康照护师，以帮助更多的爷爷奶奶得到更好、更专业的照护。那么成为一名让照护对象放心、省心、舒心的优秀工作者，应秉持何种理念，培养何种职业素养呢？让我们一起来学习。

人人都会老，衰老是一个人的必经过程。老年健康照护是对需要帮助的年老体弱、不能自理或半自理的老年人提供日常生活心理疏导等方面的帮助和支援的服务。21世纪，老年健康照护不再只是生理上的照护，还在向满足精神需求转变。其基本原则不再仅是经验照护，还是以科学为主的精心照护，老年健康照护的目标也由传统的长寿转变为现代的健康长寿，以提高老年人的生活质量。

一、老年健康照护理念

老年人作为弱势群体的一部分，需要社会提供一定的帮助，对其进行健康照护。在老年健康照护过程中，需要善于运用老年人自身资源，以健康教育为干预手段，采取多种措施，增强老年人的自我照顾能力，延缓其生命衰退和病情恶化，提高其生活质量，使其安享晚年。老年健康照护应重视身心并护，主要理念如下。

1.身心照护

照护是指以照顾日常生活起居为基础，为独立生活有困难者提供帮助。老年人的照护更是需要照料、康复和保健相结合，实现对老年人的全身心照护。

老年人的心理状态对其机体功能影响较大，尤其是患病老人容易对未来失去信心和希望，自认为成为家人的累赘而充满负疚感，进而影响疾病康复。所以照护师在照护老年人的过程中，不仅要关注老年人的身体健康，更要注重心理和社会等全方位的健康。老年健康照护工作要在为老年人提供技术性照护的同时，了解他们复杂的心理活动，尊重并理解他们，联合老年人家属，对老年人及时给予安慰、支持和心理疏导，调整不良情绪，解除或缓解各种压力，使老年人处于最佳的身心状态。

2.持续照护

老年疾病一般呈现病程长、并发症多、后遗症多等特点，多数老年患者的生活自理能力下降，有的甚至出现严重的生理功能障碍，对照护工作有较大的依赖性，所以老年人需要连续性照顾，开展持续照护是必要的。不论是健康老年人还是患病老年人，照护师均应做好细致、耐心、长期的护理，减轻老年人因疾病或残疾所遭受的痛苦，给予老年人安全感，对于处于生命最后阶段的老年人提供系统的照护和社会支持。

3.自我照护

大部分老年人尚存部分自理能力，尤其是健康老年人。照护师应该加强健康教育，以调动老年人的主观能动性，变被动接受照护为主动参与照护，实现老年人的自我照护。同时照护师还应指导与鼓励老年人家属参与照护，让他们在日常生活中随时关注老年人的康复情况，给予积极的引导与鼓励，帮助老年人努力提高自我护理能力，恢复自信，适应老年新生活。

自我照护既能帮助老年人保持现存功能，又能减轻老年人的依赖心理，鼓励老年人最大限度地发挥残存的功能，确保其基本的日常生活活动能够自理。

4.尊重意愿

老年人奋斗一辈子为社会发展作出了不少贡献，到了老年，理应受到社会的尊重和敬爱，特别是患病老人，需要得到精心的治疗和高质量的护理。老年人的健康照护过程始终要贯穿耐心、爱心、细心、诚心的原则，尊重和体谅老年人。当老年人因身体原因提出更多的要求时，照护人员应及时采取恰当的措施，尽量满足老年人的要求，尊重老年人的意愿，维持和保护老年人的自尊心，给予他们足够的安全感、舒适感和信任感。针对老年个体不同的病情、家庭、经济等情况，还应注意因人施护，尊重差异，执行个性化照护原则。

5.安宁疗护

安宁疗护是指为疾病终末期或老年患者在临终前提供身体、心理、精神等方面的照料和人文关怀等服务，控制痛苦和不适症状，提高生命质量，帮助患者舒适、安详、有尊严地离世。

安宁疗护主要是通过疼痛控制减缓身体上的不适症状，同时注重处理老年人及家属在心理、社会等方面的问题，目的是让每个人在生命终末期都能得到以人为本的关爱和照料，舒适、安宁、有尊严地走完人生最后的旅程。安宁疗护对终末期老年人的照料是社会文明的标志，反映了社会文化历史和时代特征，真正体现了人道主义真谛，显示了生命的尊严和价值。

二、老年健康照护师的职业素养

1.职业礼仪

（1）仪容仪表　服装整洁、得体大方，头发盘成发髻为宜，表情流露亲切自然，在与老年人交往时，目光表情应友好、真诚，微笑时要自然，不要过于僵硬或咧嘴大笑。应经常修剪指甲，不可浓妆艳抹，注意个人卫生。

（2）行为举止　举止端庄，以轻稳为宜。举止也称为举动、仪态，是一种无声的语言，能表达人类的思想感情和对外界环境的反应，可反映出人的内在涵养，影响着他人对自己的印象和评价。作为照护师，站立的姿势要端正、挺拔，走姿步态要轻松、矫健、稳健大方，坐姿要端正，不可左顾右盼、摇头晃脑。

（3）礼貌用语　在与老人交谈时应富有情感，谈话内容要严谨，言语要清晰、温和，态度亲切，语速适当，语调适中，礼貌称呼老人，表现出尊重。对待老人及其亲属和同事都要有礼貌，语言应文明、规范。若遇到老人亲属询问老人生活、身体等情况时，要耐心细致地回答，对于不了解的事项，应指引来访者到有关部门咨询。

2.岗位职责

老年照护服务，是经过各级岗位技能培训获得相关专业能力证书的专业照护人员，为养老机构、社区服务机构和居家失能、半失能老人提供的进食、排泄、清洁、睡眠、助行等生活照料服务和专业照护服务。具体岗位职责如下。

（1）为老年人提供生活照护　满足老年人的基本生活需求，使老年人在居住环境中得到健康照料，帮助老年人及其家庭提高自我照顾的能力。对老人进行躯体功能方面的照护，包括饮食和服药、身体清洁、使用轮椅、更衣、排泄等方面的照护；进行日常生活方面的照护，包括吃饭、衣服清洁整理、打扫卫生、采购物品、外出等方面的照护；进行健康维护，包括陪伴就诊、体检、健康教育、身心保健等方面的照护。

（2）为老年人提供医疗保健照护　疾病常与衰老相伴，老年人疾病发生率高，并发症多，需为老年人进行医疗保健照护，减轻老年人身体痛苦，提高生命质量。照护师应协助医师、护士完成简单的医疗护理照顾服务，进行基础照护，包括老年人的清洁护理、饮食护理、排泄护理，监测老年人的生命体征；进行老年专科疾病护理，实行老年专科疾病护理及技术操作；进行老年心理护理，包括老年人心理卫生教育、心理问题评估，实施老年心理护理干预措施等；进行老年康复指导，传授自我护理技术，指导如何使用康复治疗技术。进行老年期健康教育，传播老年期健康知识，矫正不良健康行为。

（3）为老年人提供心理照护　对老年人的照护不仅仅是身体的照料，还需注重心理照护。在实施老年照护的过程中，照护师应主动关心老年人及其家属，鼓励其表达内心的感受，并给予一定的心理支持。尊重、鼓励老年人积极适应老化过程，对老年人及家属的努力给予充分肯定，帮助整个家庭树立信心，使家人能耐心持续地对老年人进行照顾，维持老年人良好的生活品质。

（4）为老年人提供安宁疗护　维持老年人生命尊严，使临终老年人的生命质量得以提高，能无痛苦、舒适地走完人生的最后旅途，并使家属的身心得到维护和增强。照护师应秉持真诚的态度，运用一定沟通技巧，耐心倾听老年人的诉说，沟通交流中注意因势利导，循循善诱，实施正确的人生观、死亡观的教育，使老年人逐步面对现实；增加陪伴时间，注意非语言交流技巧的使用，尽量满足老年人心理方面的需求，使他们感受到温暖和关怀；积极主动帮助老年人了却未完成的心愿，帮助老年人平静、安详、有尊严地离开人间。

3.职业守则

（1）尊老敬老，以人为本　"老吾老以及人之老"，尊敬老人是中华民族的传统美德。老年照护人员直接承担着照顾老人的工作，其工作不仅是对老人的照料，还担负着国家、社会和老人家庭对老人的关怀，所以在工作中要处处为老人着想，在实际行动中体现尊重爱护的理念，把"以人为本"落实到每项工作中，从老年人的根本利益出发，满足老年人的合理需要，切实保障老年人的权益，让老年人体会社会对他们的尊敬和关怀，并让成果惠及全体老年人。

（2）服务第一，爱岗敬业　服务行业以为他人服务作为工作内容，最主要的就是把方便他人放在首位。老年照护人员的工作对象就是老年人，也就是说为老年人服务是第一位的，老人的需要就是对老年照护人员的要求，照护师应时时处处为老人着想，急老人之所急，想老人之所想，全心全意为老人服务。"爱岗敬业"是服务第一的具体体现，只有爱岗才能敬业。热爱本职是一种职业情感，只有热爱才能全身心投入职业活动中，在平凡的岗位上做出不平凡的业绩。老年照护人员只有热爱本职工作，树立"服务第一"的职业观，才能在工作中努力学习专业知识，不断提高专业技能，才能更好地为老年人服务，并赢得社会的尊重。

（3）遵纪守法，自律奉献　照护师要增强法律意识，树立严格的法制观念，认真学习和遵守国家的法律法规，特别是学习和遵守有关尊老、敬老和维护老年人权益的法律法规，使自己的一言一行都符合法律法规的要求，做遵纪守法的好公民；照护师要严格要求自己，先为老人着想，积极进取，刻苦钻研，努力学习和掌握工作技能，把为老人服务作为行为准则，提高服务能力；照护师还要主动地遵从职业道德，将职业道德升华为人生境界，将奉献精神作为职业道德行为的"自觉"，在工作中常怀奉献之心，照顾老人时享受工作的快乐，并给老人带去欢乐。

（4）尊重他人，保护隐私　尊重老年人的风俗习惯及宗教信仰，主动了解被照护者的饮食习惯、服饰、年节等生活习惯、丧葬习俗等，不得歧视，更不能背后议论；尊重老年人的日常生活习惯，不要乱动老年人房间的物品及摆设；加强沟通，凡事先征求老年人的意见，不要按自己的习惯自作主张，不要强迫老人接受自己的观念；保护老年人的隐私，不把被照护者个人和家庭的隐私张扬出去，同时还要注意不参与被照护者的家庭内部事务。当遇到被照护者家庭矛盾时，尽量不介入，必要时可为双方做一些劝解工作，缓解家庭成员之间的矛盾，积极促进家庭和睦，维护被照护老人的权利。

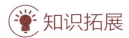

中华人民共和国老年人权益保障法

第一章 总 则

第一条 为了保障老年人合法权益，发展老龄事业，弘扬中华民族敬老、养老、助老的美德，根据宪法，制定本法。

第二条 本法所称老年人是指六十周岁以上的公民。

第三条 国家保障老年人依法享有的权益。

老年人有从国家和社会获得物质帮助的权利，有享受社会服务和社会优待的权利，有参与社会发展和共享发展成果的权利。

禁止歧视、侮辱、虐待或者遗弃老年人。

第四条 积极应对人口老龄化是国家的一项长期战略任务。

国家和社会应当采取措施，健全保障老年人权益的各项制度，逐步改善保障老年人生活、健康、安全以及参与社会发展的条件，实现老有所养、老有所医、老有所为、老有所学、老有所乐。

第五条 国家建立多层次的社会保障体系，逐步提高对老年人的保障水平。

国家建立和完善以居家为基础、社区为依托、机构为支撑的社会养老服务体系。

倡导全社会优待老年人。

第六条 各级人民政府应当将老龄事业纳入国民经济和社会发展规划，将老龄事业经费列入财政预算，建立稳定的经费保障机制，并鼓励社会各方面投入，使老龄事业与经济、社会协调发展。

国务院制定国家老龄事业发展规划。县级以上地方人民政府根据国家老龄事业发展规划，制定本行政区域的老龄事业发展规划和年度计划。

县级以上人民政府负责老龄工作的机构，负责组织、协调、指导、督促有关部门做好老年人权益保障工作。

第七条　保障老年人合法权益是全社会的共同责任。

国家机关、社会团体、企业事业单位和其他组织应当按照各自职责，做好老年人权益保障工作。

基层群众性自治组织和依法设立的老年人组织应当反映老年人的要求，维护老年人合法权益，为老年人服务。

提倡、鼓励义务为老年人服务。

第八条　国家进行人口老龄化国情教育，增强全社会积极应对人口老龄化意识。

全社会应当广泛开展敬老、养老、助老宣传教育活动，树立尊重、关心、帮助老年人的社会风尚。

青少年组织、学校和幼儿园应当对青少年和儿童进行敬老、养老、助老的道德教育和维护老年人合法权益的法制教育。

广播、电影、电视、报刊、网络等应当反映老年人的生活，开展维护老年人合法权益的宣传，为老年人服务。

第九条　国家支持老龄科学研究，建立老年人状况统计调查和发布制度。

第十条　各级人民政府和有关部门对维护老年人合法权益和敬老、养老、助老成绩显著的组织、家庭或者个人，对参与社会发展做出突出贡献的老年人，按照国家有关规定给予表彰或者奖励。

第十一条　老年人应当遵纪守法，履行法律规定的义务。

第十二条　每年农历九月初九为老年节。

思考与练习

一、单选题

1.在进行老年人照护时，正确的行为是（　　　）。

A.给回族老人准备红烧肉　　　　　　B.头发披散，化浓妆

C.说话很大声　　　　　　　　　　　D.在桌上摆放老人喜欢的百合

2.下列不属于老年健康照护理念的是（　　　）。

A.身心照护　　　　B.持续照护　　　　C.一视同仁　　　　D.自我照护

二、问答题

1.试述老年健康照护理念。

2.进行老年人健康照护时，应注意哪些守则？

模块一 老年人健康照护基础知识 **013**

学习情境二　老年人的健康评估

对老年人进行健康水平及需求的评估，是老年综合征筛查手段的核心，是老年健康照护的重要组成部分，通过健康评估，可以让照护人员更加全面地掌握老年人身体状况，提高健康期望寿命。本学习情境选择了老年人健康评估概述、老年人身体健康评估、老年人心理健康评估、老年人社会健康评估四个学习任务，通过相关知识的学习，掌握老年人的健康评估要点。

任务一　老年人健康评估概述

学习目标

1.能够说出老年人健康标准。

2.能够掌握老年人健康评估的方法。

3.能够根据健康评估原则及注意事项为老年人开展评估。

4.能养成"以人为本"的职业理念，照护过程中具有爱心、耐心、同理心。

任务引入

刘奶奶，女，69岁，家住某村，子女外出务工，丈夫三年前因病去世。近日村委会联合村卫生所为村内老人开展健康评估义诊活动。刘奶奶平时自觉身体健康，无体检习惯，身体偶有不适时常选择隐忍度过。最近刘奶奶在农忙回家后常觉头晕乏力，但依旧不愿体检、就医。你作为村卫生所的健康照护师，该如何劝说刘奶奶参与义诊活动？你会为刘奶奶选择哪些健康评估内容？

老年人的健康评估又称为老年综合评估、养老服务评估，是为科学确定老年人服务需求类型、照料护理等级以及明确护理、养老服务等补贴领取资格等，由专业人员依据相关标准，对老年人生理、心理、精神、经济条件和生活状况等进行的综合分析评价工作。

一、老年人健康标准及评估原则

1.老年人健康标准

健康老年人的定义随着社会发展而不断更新，具有多重维度，影响因素广泛，尚无统一的标准和定义。根据2022年发布的中国健康老年人标准，健康老年人指60周岁及以上生活自理或基本自理的老年人，躯体、心理、社会三方面都趋于相互协调与和谐状态，应满足下述要求。

（1）生活自理或基本自理。

（2）重要脏器的增龄性改变未导致明显的功能异常。

（3）影响健康的危险因素控制在与其年龄相适应的范围内。

（4）营养状况良好。

（5）认知功能基本正常。

（6）乐观积极，自我满意。

（7）具有一定的健康素养，保持良好的生活方式。

（8）积极参与家庭和社会活动。

（9）社会适应能力良好。

2.老年人健康评估原则

老年人各种生理功能衰退及慢性病患病率增加，其健康卫生需求不断扩大，为老年人开展健康评估时，应尊重他们的权益和需求，综合考虑他们的身体和心理特点，使用科学的评估工具，遵循以下原则。

（1）尊重和保护老年人的隐私权　老年人的健康评估需要建立在知情同意、保密性、数据安全和教育培训等方面的基础上，这样可以为老人提供安全、有尊严和可靠的健康评估服务。

① 明确目的：在进行健康评估之前，明确评估的目的并征得老人的同意。老人应该了解评估的目的、内容和可能涉及的个人信息。

② 保密性：确保评估过程中的讨论和收集到的个人信息保持机密。只有相关的医护人员和必要的工作人员才能访问这些信息，并且需要签署保密协议。

③ 知情同意：在收集和使用老人的个人信息之前，必须获得他们的知情同意。信息使用的目的和范围应该清楚地向老人解释，并给予他们选择是否参与的权利。

④ 最小化原则：仅收集评估所需的必要信息，避免收集与评估无关的个人信息。这样可以最大限度地保护老人的隐私和数据安全。

⑤ 匿名化和去标识化：在收集和存储老人的个人信息时，应采取措施匿名化或去标识化数据，以减少将其与特定个体联系起来的风险。

⑥ 安全措施：保护老人个人信息的安全非常重要。采取技术和组织上的措施，如加密、访问控制、网络安全等，以防止未经授权的访问和数据泄露。

⑦ 教育和培训：医护人员应接受隐私保护方面的教育和培训，了解隐私法规和最佳实践，以确保正确处理老人的个人信息。

⑧ 维护老人的权利：尊重老人的选择权和决策权，确保他们能够在评估过程中行使自己的权利，并及时提供必要的信息。

（2）结合老年人的身体和心理变化特点　老年人的身体和心理功能在衰退，需要考虑他们的特殊情况，包括对环境的适应能力、食欲、认知功能等。

① 生理上，老年人的身体功能衰退，可能存在慢性疾病和多种健康问题。随着年龄的增长，机体的细胞、组织、器官和全身各系统的各种退行性改变属于正常的变化，即生理性改变。但机体由于生物的、物理的或化学的因素所导致的老年性疾病引起的变化属于异常变化，即病理性改变。在大多数老年人身上，这两种变化过程往往同时存在、相互影响，有时难以严格区分，需要医疗人员认真实施健康评估，确定与年龄相关的正常改变，区分正常老化和现存/潜在的健康问题，采取适宜的措施予以干预。

② 老年人心理变化有以下特点：身心变化不同步，心理发展具有潜能和可塑性，个体差异性大。在智力方面，由于反应速度减慢，在限定的时间内学习新知识、接受新事物的能力较年轻人低；在记忆方面，记忆能力下降，以有意识记忆为主、无意识记忆为辅；在思维方面，个体差异性较大；在特性或个性方面，可因孤独、任性、把握不住现状而产生怀旧、焦虑、烦躁、抑郁；老年人的情感与意志变化相对稳定。评估时需要综合考虑老年人的心理状态，可以通过问卷调查、面谈等方式了解老年人的心理健康状况。

（3）遵循标准化和科学的评估工具　使用标准化和科学的评估工具，如问卷调查、体格检查、实验室检测等，确保评估结果的客观性和可比性。

① 使用标准化的评估工具：选择适用于老年人的评估工具，如老年人健康评估表、老年人生活质量问卷等。这些工具经过严格的研究和验证，能够全面评估老年人的身体和心理健康状况。

② 综合评估指标：综合评估指标可以包括老年人的身体状况、生活能力、认知功能、心理健康等。通过这些指标，可以全面了解老年人的健康状况，并提供个体化的护理和干预措施。

③ 解读辅助检查结果：老年人辅助检查结果的异常有3种可能，由于疾病引起的异常改变、正常的老年期变化、受老年人服用的某些药物的影响而发生改变。目前关于老年人辅助检查结果标准值的资料较少。老年人检查标准值（参考值）可通过年龄校正可信区间或参照范围的方法确定，但对每个临床病例都应个别看待。医疗人员应通过长期观察和反复检查，正确解读老年人的辅助检查数据，结合病情变化，确认辅助检查值的异常是生理性老化还是病理性改变所致，采取适当的处理方式，避免延误诊断或处理不当造成严重后果。

（4）注意疾病非典型性表现　非典型性临床表现是指老年人因感受性降低，加之常并发多种疾病，发病后往往没有典型的症状和体征。例如，部分老年人患肺炎时仅表现出食欲差、全身无力、脱水，或突然意识障碍而无呼吸系统的症状；阑尾炎导致肠穿孔的老年人，临床表现可能没有明显的腹膜炎体征，或仅主诉轻微疼痛。由于这种非典型表现的特点，给老年人疾病的诊治带来了一定的困难，容易出现漏诊、误诊。因此对老年人要重视客观检查，对于老年人健康评估和辅助检查结果的解读，需要多学科的合作，尤其体温、脉搏、血压及意识的评估极为重要。

二、老年人健康评估方法

老年人健康评估的常用方法包括以下几种。

1.基本信息调查

老年人健康评估中，采取基本信息调查法是常用的一种方式。通过对老年人的基本信息进行调查，从老年人的年龄、文化程度、婚姻状况、生活方式、居住条件等基本信息中可以了解其健康状况、生活方式和医疗保健需求等方面的情况，从而为制定个性化的健康管理计划提供参考依据。

2.问卷调查法

通过给老年人发放健康评估问卷，收集他们的主观感受和自我评估，以及相关的健康信息，可以帮助医护人员或健康专家了解老年人的健康状况和需求。问卷调查法可以通过面对面访谈、纸质问卷或在线问卷等方式进行。问卷调查也可以方便、快捷地收集大量老年人的健康信息，为医护人员或健康专家提供参考，制定健康干预计划，帮助老年群体改善健康状况、预防疾病。

3.生理指标测定及体格检查

生理指标测定一般包括血压测定、心率测定、血糖测定、血脂测定等。体格检查指运用视诊、触诊、叩诊、听诊等检查方法，对老年人进行的有目的的全面检查。

4.量表评价法

量表评价法是指通过让老年人填写特定的问卷或量表，来评估其健康状况和相关因素。通过量表评价，可以获取老年人的主观反映和自我评估，了解其在生活质量、心理状态、认知能力、自理能力等方面的情况，有助于综合评估老年人的健康状况并提供相应的干预措施。

5.病例分析法

老年人健康评估采取病例分析法是一种常见的评估方法，基于个体的个人病史、体格检查、实验室检查和其他相关资料来评估老年人的健康状况。这种方法可以全面了解老年人的生理、心理和社会健康状况，并为制定个性化的治疗和护理计划提供依据。

6.交谈法

交谈法指通过与老年人、亲友、照护者及相关的医务人员进行谈话沟通，在交谈中了解老年人的健康情况，照护人员应运用有效的沟通技巧，与患者及相关人员建立良好的信任关系，有效获取老年人的相关健康资料和信息。

三、老年人健康评估注意事项

在老年人健康评估的过程中，结合老年人身心变化的特点，应注意以下事项。

1.提供适宜的评估环境

确保环境周围没有杂物、障碍物或易滑倒的表面，必要时安装扶手和防滑垫以提供额外的支撑和安全性，老年人通道安装护栏、扶手和坡道，以便更轻松地行走和移动；确保评估场所的厕所、房间的设计符合老年人的需求；评估场所提供稳固的椅子、检查床和其他家具，使用防滑地毯或地板，以减少跌倒的风险，并保持地面干燥、清洁；保持房间明亮，使用充足的照明以避免意外摔倒，可以使用白炽灯或者日光灯来提供良好的照明效果；老年人对温度的敏感度较高，应保持室内温度适宜，避免过热或过冷。

2.选择适当的方法

对老年人进行身体评估时，应根据评估的要求，选择合适的体位，在全面评估的基础上，重点检查已发生病变或有潜在病变的部位。对有移动障碍的老年人，可取合适的体位。检查口腔和耳部时，要取下义齿和助听器。有些老人部分触觉功能消失，需要较强的刺激才能引出，在进行感知觉检查，特别是痛觉和温觉检查时，注意不要损伤老人。

3.运用沟通的技巧

对老年人进行健康评估时，应充分考虑他们因听觉、视觉、记忆等功能衰退而出现的反应迟钝、语言表达不清等情况，适当运用有效的沟通技巧。例如，采用关心、体贴的语气提出问题，语速减慢，语音清晰，选用通俗易懂的语言，适时注意停顿和重复，恰当运用倾听、触摸等技巧，注意观察非语言性信息，增进与老人的情感交流，以便收集到完整而准确的资料。为认知功能障碍的老人收集资料时，询问要简洁得体，必要时可由其家属或照顾者协助提供资料。

4.适度的时间安排

老年人由于感官的退化，反应较慢，行动迟缓，思维能力下降，评估所需的时间较长，加之老年人往往患有多种慢性疾病，很容易感到疲劳，所以评估过程中要关注老年人的情绪变化，避免造成精神压力。将评估过程分为合理的时间段，避免让老年人感到疲惫或压力过大。可以根据老年人的体力和注意力状况进行适度的休息和间隔。

5.进行全面的评估

全面、系统地评估老年人的整体健康状况，包括身体健康、心理健康、社会健康及特有问题的评估。评估时综合考虑所有因素及其之间的相互影响，重点应放在预防问题的发生，而非处理已发生的问题。

6.获取客观的资料

对老年人的健康评估应在全面收集资料的基础上，进行客观准确的判断分析，避免因为护士的主观判断引起偏差。尤其是在进行功能状态评估时，护士应通过直接观察进行合理判断，避免受老年人自身因素的影响。

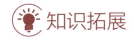 知识拓展

老年综合健康评估

近年来，国外推行的老年综合健康评估（comprehensive geriatric assessment, CGA）模式，包括健康监测、健康评估、健康干预三部曲，其中健康评估尤为关键。CGA 从老年人的整体出发，综合躯体健康、精神健康、功能状态、社会适应能力、环境状况等方面，多维度、全面科学地对老年人实施健康状况评估。CGA 需要多学科医务人员、患者和家属的共同参与，实施 CGA 的根本目的是实现循证、科学的健康管理。

用于老年综合健康评估的主要量表有：OARS（older American resource and services）量表、CARE（the comprehensive assessment and referral evaluation）量表、PGCMAI（Philadelphia geriatric centre multilevel assessment instrument）问卷。以上量表均包括躯体健康、精神健康、日常活动能力、经济及社会资源状况等方面的评估内容。

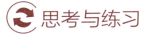 思考与练习

一、单选题

1.下列不属于老年人健康评估原则的是（　　）。
A.结合老年人的身体和心理变化特点　　B.遵循标准化和科学的评估工具
C.评估结果对老人保密　　D.注意疾病非典型性表现

2.老年人心理变化特点包括（　　）。
A.老年人的情感与意志变化相对稳定
B.学习新知识、接受新事物的能力较年轻人低
C.身心变化不同步
D.以上都是

二、问答题

1.试述老年人健康标准。
2.试述老年人健康评估注意事项。

三、案例分析

李爷爷，男，77岁，患冠心病多年，右侧偏瘫3年，经康复训练，现长距离出行需要轮椅，短距离可依靠助行器行走。近日村委会联合村卫生所为村内

老人开展健康评估义诊活动,你作为村卫生所的健康照护师,认为适宜李爷爷的健康评估、体检环境应具备哪些条件?

任务二　老年人身体健康评估

学习目标

1. 能够说出老年人身体健康评估的内容。
2. 能够掌握老年人体格检查的方法。
3. 能够运用量表为老年人开展功能性评估。
4. 能养成"以人为本"的职业理念,照护过程中具有爱心、耐心、同理心。

任务引入

刘奶奶,女,69岁,家住某村,子女外出务工,丈夫三年前因病去世。近日村委会联合村卫生所为村内老人开展健康评估义诊活动。刘奶奶平时身体较好,无明显不适,但近日表现出农忙后头晕、入夜后视力下降等问题,你作为刘奶奶的健康照护师,要对她进行哪些方面的身体健康评估?

身体健康评估的关键是辨别正常老化和异常病理性变化。对老年人身体健康状况的评估,可以量化身体健康状况、促进自我管理和提高医疗资源利用效率,从而延长老年人的健康寿命和促进老年人的健康老龄化。

一、健康史

健康史包括老年人过去、现在的健康状况以及老年综合征的病史。老年人的健康史跨越数十年,易出现回忆性偏倚,多渠道采集相关资料可确保健康史的全面性和准确性。

1. 基本情况

包括老年人的姓名、性别、出生日期、民族、婚姻状况、子女情况、职业、籍贯、文化程度、宗教信仰、经济状况、医疗费用的支付方式、家庭住址与联系方式、入院时间等。

2.健康状况

（1）现病史 了解老年人当前的主要症状和不适感受，如疼痛、呼吸困难、头晕等；了解症状的开始时间和持续时间，是否突然发生或逐渐加重等；详细描述老年人当前的症状特点，如疼痛的性质、部位、程度、放射范围等；了解老年人是否有其他与主要症状相关的伴随症状，如发热、恶心、呕吐等；了解老年人当前症状的发展过程，是否有波动、间歇、恶化或缓解等；了解老年人是否已经接受过一些治疗措施，如药物治疗、物理治疗等，并了解治疗的效果和不良反应等；了解老年人当前症状是否对日常生活和工作能力造成了影响，如行走困难、自理能力下降等；了解老年人是否就医，是否有过相关的医疗检查和诊断结果，并了解治疗建议和遵从情况等。

（2）既往史 包括既往病史、手术史、用药史、过敏史、传染病史等，通过交流询问、查找病例了解老人过去是否有慢性疾病（如高血压、糖尿病、心脏病等）以及其诊断时间、治疗情况和病情控制情况等；是否有过手术、手术的类型和时间、手术原因以及术后恢复情况等；目前正在使用的药物种类、用药时间、剂量、频率以及药物的疗效和不良反应等；是否对某些药物、食物或环境物质有过敏反应，以及具体的过敏症状和处理方法等；是否有接触过传染病患者、感染的种类和时间，以及传染病治疗和康复情况等。

（3）家族史 包括家族中是否有慢性疾病的遗传倾向，如心脏病、癌症等，并了解家族成员的具体疾病情况和治疗效果等。

（4）个人生活史 包括生活习惯，如饮食习惯、运动锻炼情况、吸烟、饮酒和咖啡因摄入情况等；了解老年人的个人生活情况，如居住环境、生活质量、社交活动等。

（5）心理健康史 评估老年人的心理状况，包括是否有抑郁、焦虑等心理问题，以及是否有精神病史等。

（6）健康行为 了解老年人的健康保健行为，如是否进行定期体检、疫苗接种情况、预防措施等。

二、体格检查

随着年龄的增长，老年人罹患心脑血管等疾病的危险因素增加。一般情况下，老年人应1年进行一次全面的健康检查。老年人的体格检查应包括所有主要系统，但要特别注意病史中确定的关注领域。

1.体格检查原则

（1）关注老年人基本状态　老年人在步入诊室、入座或从椅子上起身、上或下检查台、脱或穿鞋袜时的活动状态能提供有价值的关于功能评估的信息。老年人的个人卫生（如衣着、整洁度、气味）可以提供精神状态和自理能力的信息。

（2）安全原则　如果老年人觉得疲劳，需终止体格检查，待下次就诊时继续。老年患者如需要额外的脱衣或转移到检查台的时间，不应该催促。检查台需调节到适应老年人的高度；可安装脚凳。一定不能将虚弱的老年人一个人留在检查台上。体弱老人坐于椅上完成部分检查可能更感舒适。

2.生理状态

（1）营养状态　测量身高、体重，计算体质指数。体质指数正常范围为18.5～24.9，低于18.5提示体重过低，25～29.9提示超重，≥30提示肥胖。

（2）生命体征

① 体温：老年人基础体温较成年人低，70岁以上患者的感染常无发热的表现。如果午后体温比清晨高1℃以上，应视为发热。

② 脉搏与血压：测量脉搏和血压。正常情况下测脉搏不少于30s，并且应注意脉搏的不规则性。因为很多原因（如环境温度、进食、体力活动、洗浴等）会影响血压，因此可在老年人静息＞5min后测量血压。所有的老年人需检查有无直立性低血压。老年人仰卧10min以上后测量卧位血压，然后在老人持续站立3～5min后再次测量。若在站立后老年人收缩压下降≥20mmHg或舒张压降低≥10mmHg，或检测出任何低血压症状，则直立性低血压诊断成立。但对于低血容量的老年人此项检查要特别谨慎。

③ 呼吸：老年人的呼吸频率因健康和生活状况而异。独立生活的老年人的正常呼吸频率是每分钟12～18次，而需要长期护理的人的呼吸频率是每分钟16～25次。

④ 疼痛：疼痛被称为第五大生命体征，是老年人常见的一种症状。疼痛与其他4项生命体征不同的是，它不具备客观的评价依据，照护者应以整体的观点、选用合适的工具、尊重老年人感受，对疼痛患者进行个体化的评估，对疼痛的来源、程度、性质等作出综合的判断。

3.皮肤和指甲

初步观察包括颜色（正常、发红、苍白、发绀）。检查包括寻找癌前病变和恶性病变、组织缺血和压疮。老年患者需考虑以下情况。

（1）由于真皮层老化变薄，当皮肤受到伤害时，随时可能出现瘀斑，并往往出现在前臂。

（2）由于黑色素细胞随着老化逐渐消失，皮肤颜色不均匀可能是正常的。

（3）指甲出现纵脊和缺乏月牙形标记是正常年龄相关的表现。

（4）由于老化甲板变薄，可能出现甲板断裂。

（5）指甲中间或远端三分之一的黑色线性出血更可能是外伤而不是菌血症。

（6）趾甲增厚变黄提示灰指甲，一种真菌感染。

（7）老年人的脚趾可能出现边界上下弯曲，趾甲内生（甲隐症）。

（8）老年人皮肤容易脱落，有时有凹痕的发白指甲提示银屑病。

（9）老人身上出现无法解释的瘀痕可能提示虐待。

4.头和颈

（1）脸　老年人面部正常年龄相关的表现包括：①低于眶上缘的眉毛；②下巴下沉；③颌下线和脖子之间的角度消失；④皱纹；⑤皮肤干燥。但若颞动脉触痛及增厚，可能提示巨细胞动脉炎，需要立即评估治疗。

（2）鼻　老年人鼻腔黏膜萎缩变薄，且变得干燥。老年人的鼻尖逐步下降是正常年龄相关的表现，老化可能导致上下侧软骨分离，鼻子变大变长。

（3）眼睛　正常年龄相关发现如下。

① 眼窝脂肪的丢失可能导致眼睛向后逐步下沉到眼眶（眼球内陷）。因此眼球内陷不一定是老年人脱水的迹象。眼球内陷伴上眼睑褶皱加深可轻度妨碍周围视力。

② 假性上睑下垂（眼睑宽度降低）。

③ 睑内翻（下睑边缘内翻）。

④ 睑外翻（下睑边缘外翻）。

⑤ 老年环（角膜缘的白色环）。

⑥ 老花眼随着年龄的增长不断发展，晶体变得缺乏弹性，当聚焦近处的物体时难以改变形状，迅速调节远、近视力的功能下降。

⑦ 老年人因瞳孔缩小、视网膜的再生能力减退，使其区分色彩、暗适应的能力有不同程度的衰退和障碍。

⑧ 瞳孔直径缩小，反应变慢。

⑨ 泪腺分泌减少，易出现眼干。

⑩ 角膜周围有类脂性浸润，随着年龄的增加角膜上出现白灰色云翳。

对于所有老年患者，因为眼底镜检查对于眼科常见病（如青光眼、白内障、视网膜疾病）的检出相当敏感，因此推荐每1～2年由眼科医生或验光师做一次眼科检查。

（4）耳　为了评估听力，检查者在患者的视力范围外，在患者的每侧耳边轻声说出3～6个随机的单词或字母。若患者戴有外部助听器，将其摘除并予以检查。如果患者每次能至少重复正确至少一半的单词，可被评定为听力有一对一对话功能。老年性耳聋（年龄相关、渐进性、双侧、对称，高频听力缺陷为主）的患者相较于听到声音，在理解声音方面的障碍更大。

询问患者听力减退是否影响社会、工作或家庭功能，或让他们进行老年人听力障碍问卷-筛查版本（HHIE），这是一种自我评估工具，旨在确定听力下降对老年人情绪和社会适应的影响。如果听力下降干扰了社会、工作、家庭功能或HHIE得分为正，应该将他们转诊进行正规的听力检测。

（5）口腔　检查口腔有无出血或牙龈红肿，牙齿松动或破损，真菌感染或肿瘤（白斑、红斑、溃疡、肿块）征象。可能发现如下。

① 牙齿变黑：由于外在的污渍和因为老化引起的半透明釉质减少。

② 口腔和舌头的裂痕以及舌头黏在颊黏膜上：由于口干症。

③ 红斑、水肿、容易出血的牙龈：通常提示牙龈或牙周疾病。

④ 口臭：可能提示口腔疾病（如龋齿、牙周炎）、感染（如鼻窦炎）或是肺部疾病。

在口腔检查前应取下义齿。义齿增加口腔念珠菌和牙槽嵴骨吸收的风险。不合适的义齿可能导致腭黏膜炎症和牙槽嵴的溃疡。不戴义齿的无牙患者可在唇角发现疼痛、红肿、皲裂的区域（口角炎），这些区域常伴随真菌感染。

（6）颈部　甲状腺位于颈部前部，包裹在气管周围，需检查是否有肿大和结节。检查颈部的灵活性，被动前屈、后伸、侧转有阻力可能提示颈椎病。脑膜炎的患者也可发生颈部屈伸抵抗，但除非脑膜炎伴发颈椎病，否则被动将头颈由一边转向另一边是没有阻力的。

5.胸背部

（1）胸背部　对肺的所有区域进行叩诊和听诊检查。老年人尤其是患有慢性支气管炎者常呈桶状胸改变。由于生理性无效腔增多，肺部叩诊多为过清音。胸部检查发现与老化相关的体征有：胸腔前后径增大，胸廓横径缩小，胸腔扩张受限，呼吸音强度减轻。

背部主要检查脊柱侧弯和压痛。严重的腰背、臀部、腿部疼痛伴有明显的骶尾部压痛可能提示自发性骶骨骨质疏松骨折，该疾病可发生于老年人。

（2）乳房　随年龄的增长，女性乳腺组织减少，乳房变平坦。如发现肿块，要高度疑为癌症。男性如有乳房发育，常常由于体内激素改变或是药物的副作用。

（3）心脏　老年人因驼背或脊柱侧弯引起心脏下移，可使心尖搏动出现在锁骨中线旁。胸廓坚硬，使得心尖搏动幅度减小。听诊第一及第二心音减弱，心室顺应性减低可闻及第四心音。静息时心率变慢。主动脉瓣、二尖瓣的钙化、纤维化，脂质堆积，导致瓣膜僵硬和关闭不全，听诊时可闻及异常的舒张期杂音，并可传播到颈动脉。

安装心脏起搏器的患者，若出现新的神经系统或心血管系统症状，需要评估心音强弱变化、杂音、脉搏，低血压和心力衰竭的评估也是需要的。

6.腹部

老年肥胖常常会掩盖一些腹部体征，消瘦者会因腹壁变薄松弛，腹膜炎时也不易产生腹肌紧张，但肠梗阻时则很快出现腹部膨胀。由于肺扩张，使膈肌下降致肋缘下可触及肝脏。随着年龄的增大，膀胱容量减少，很难触诊到充盈的膀胱。老年人腹部听诊可闻及肠鸣音减少。

7.泌尿生殖系统

老年人的泌尿生殖系统评估包括以下几个方面。

（1）询问病史　询问老年人是否有尿频、尿急、尿痛、尿失禁、尿血、尿路感染等症状，并了解有无曾经的泌尿系统疾病史或手术史。

（2）体格检查　进行腹部检查，包括触诊和听诊，以检查肾脏是否有异常肿大或压痛。同时检查膀胱是否有异常增大或压痛。

（3）尿液检查　进行尿常规检查，包括尿液外观、尿液pH、尿糖、尿蛋白、尿红细胞、尿白细胞等指标。这些指标可以初步筛查泌尿系统疾病。

（4）肾功能检查　通过检测血清肌酐和尿素氮等指标来评估肾脏功能。

（5）输尿管和膀胱影像学检查　如超声检查、膀胱镜检查等，可以帮助判断是否有结石、肿瘤等泌尿系统疾病。

（6）前列腺检查　对于男性老年人，还需要进行前列腺检查，包括直肠指检、前列腺特异性抗原（PSA）检测等，以排除前列腺疾病。

（7）妇科检查　对于女性老年人，还需要进行妇科检查，包括盆腔触诊、妇科超声检查等，以评估子宫、卵巢等妇科器官的健康状况。

8.脊柱与四肢

老年人脊柱和四肢的评估应着重以下几个方面。

（1）姿势评估　评估老年人的姿势，包括站立、坐姿和行走姿势。观察是否存在驼背、身体前倾或偏斜等异常姿势。

（2）活动范围评估　评估老年人的脊柱和四肢的活动范围。检查关节是否能够自由弯曲、伸展，以及脊柱是否具有正常的弯曲范围。

（3）疼痛评估　询问老年人是否有脊柱或四肢的疼痛。了解疼痛的性质、程度、出现的频率和持续时间。

（4）肌力评估　评估老年人的四肢肌肉力量。通过手动测试或使用力量评估设备，检查老年人的肌肉力量是否正常。

（5）平衡评估　评估老年人的平衡能力。使用平衡评估工具或测试，检查老年人站立、行走或执行其他动作时的平衡表现。

（6）骨密度评估　评估老年人的骨密度。通过骨密度扫描或其他相关检查，检查老年人是否存在骨质疏松或骨折风险。

9.神经系统

随着年龄的增长，神经的传导速度变慢、对刺激反应的时间延长，因此老年人精神活动能力可出现不同程度的下降，如记忆力减退、易疲劳、注意力不易集中、反应变慢、平衡能力降低、动作不协调、生理睡眠缩短等。

老年人神经系统需评估以下几个方面。

（1）认知功能评估　评估老年人的记忆、注意力、思维和语言等认知功能是否正常，包括使用简单的问答、观察老年人的言语和行为表现等方式。

（2）运动功能评估　评估老年人的肌肉力量、协调性和平衡能力，包括进行简单的力量测试、观察老年人的步态和姿势等方式。

（3）感觉功能评估　评估老年人的触觉、视觉和听觉等感觉功能是否正常，包括进行简单的感觉测试，观察老年人对于外界刺激的反应等方式。

（4）自主神经系统评估　评估老年人的自主神经功能是否正常，包括观察老年人的心率、血压和呼吸等生理指标的变化，以及评估老年人是否存在自主神经功能紊乱的症状。

（5）神经病理学评估　评估老年人是否存在神经病理学变化，包括进行简单的神经系统检查，观察是否存在肌张力异常、病理反射等症状。

（6）精神状态评估　评估老年人的情绪和心理状态，包括观察老年人的情感表现，进行简单的心理评估等。

三、辅助检查

老年人机体形态和功能的一系列进行性、退行性改变，可不同程度影响辅助检查的结果，老年人辅助检查可以帮助照护者更全面准确地评估老年人的健康状况和诊断疾病。常见的老年人辅助检查包括以下几个方面。

（1）实验室检查　包括血液检查（血常规、肝功能、肾功能、电解质、血糖等）、尿液检查、血脂检查、炎症指标（C反应蛋白、血沉等）等。这些检查可以帮助医生了解老年人的基本生化指标、炎症反应和慢性疾病的情况。

（2）影像学检查　包括X线检查、CT、MRI等。这些检查可以帮助医生观察老年人的器官结构和组织变化，发现肿瘤、炎症、损伤等病变。

（3）心电图（ECG）　用于检测老年人的心脏电活动，评估心律、心脏肥大、心肌缺血等情况。老年人做心电图检查可以帮助早期发现心脏病、监测心脏功能、评估药物治疗效果、监测心律失常，并且对于评估手术风险也非常重要。老年人的心电图可能会出现波形低平、振幅减小等变化，这是由于老年人的心肌变得僵硬或弱化，导致心电图波形出现变化。老年人的心电图中，ST段和T波的形态和位置可能会出现变化，包括ST段压低或抬高、T波倒置等，这可能是由于老年人的心肌缺血、心脏肥大或电解质紊乱等原因引起的。

需要注意的是，老年人心电图的非特异性改变并不一定意味着存在疾病或异常，可能是老年人生理性变化。因此，对于老年人的心电图结果的解读应该结合临床症状、体格检查以及其他辅助检查结果，综合评估老年人的心脏健康状况。

（4）超声检查　包括超声心动图、腹部超声等。这些检查可以观察老年人的器官形态、血流状态和结构变化，帮助诊断心脏病、肝胆疾病等。

（5）神经系统检查　包括脑电图（EEG）、脑血流动态扫描（Doppler）等。这些检查可以评估老年人的脑电活动、血液灌注情况，帮助诊断脑血管病、癫痫等疾病。

（6）神经功能评估　包括步态分析、平衡评估、肌电图（EMG）等。这些检查可以评估老年人的运动功能和神经肌肉系统状况，帮助诊断运动障碍、神经肌肉疾病等。

四、功能状态评估

功能状态主要是指老年人处理日常生活的能力，其完好与否影响着老年人的生活质量。照护者定期对老年人的功能状态进行客观评估，是老年护理的良好开端，对维持和促进老年人独立生活能力、提高其生活质量，具有重要的指导作用。

1.评估内容

老年人的功能状态受年龄、视力、躯体疾病、运动功能、情绪等因素的影响，评估时要结合其身体健康、心理健康及社会健康状态进行全面衡量和考虑。功能状态的评估包括日常生活能力、功能性日常生活能力、高级日常生活能力三个层次。

（1）日常生活能力（activities of daily living，ADL）　日常生活能力是老年人最基本的自理能力，是老年人自我照顾、从事每天必需的日常生活的能力。如衣（穿、脱衣、鞋、帽，修饰打扮）、食（进餐）、行（行走、变换体位、上下楼）、个人卫生（洗漱、沐浴、如厕、控制大小便），这一层次的功能受限将影响老年人基本生活需要的满足。ADL不仅是评估老年人功能状态的指标，也是评估老年人是否需要补偿服务的指标。

（2）功能性日常生活能力（instrumental activities of daily living，IADL）指老年人在家中或寓所内进行自我护理活动的能力。包括购物、家庭清洁和整理、使用电话、付账单、做饭、洗衣、旅游等，这一层次的功能提示老年人是否能独立生活并具备良好的日常生活功能。

（3）高级日常生活能力（advanced activities of daily living，AADL）　反映老年人的智能能动性和社会角色功能，包括主动参加社交、娱乐、职业活动等。随着老年期生理变化及疾病的困扰，这种能力可能会逐渐丧失。高级日常生活能力的缺失要比日常生活能力和功能性日常生活能力的缺失出现得早，一旦出现，就预示着更严重的功能下降。因此如果发现老年人有高级日常生活能力的下降，就需要及时做进一步的功能性评估，包括日常生活能力和功能性日常生活能力的评估。

2.评估工具

（1）Barthel指数（Barthel index） 是一种常用的评估患者活动能力和日常生活自理能力的工具。它包括10个项目，涵盖了如上厕所、穿衣、进食、移动、洗澡等日常生活活动的能力评估。每个项目都有一个等级，从完全依赖到完全独立，评估者根据患者的表现选择相应的等级，最后将总分加和得到患者的Barthel指数，范围从0到100，分数越高表示患者的活动能力和自理能力越好。Barthel指数被广泛应用于评估脑卒中、老年患者、残疾人等群体的功能状态和康复需求，可以帮助医护人员制定个体化的康复计划和评估康复效果。

（2）Lawton-Brody自理能力量表（Lawton-Brody instrumental activities of daily living scale） 是一种常用于评估患者在日常生活中完成独立性活动的能力的工具。与Barthel指数侧重于基本生活活动能力不同，Lawton-Brody自理能力量表更注重评估患者在社会和日常生活中的功能表现。

该量表包括8个项目，包括使用电话、购物、烹饪、洗衣、清洁、负责药物管理、使用交通工具以及负责财务管理等。每个项目通过观察和询问患者的能力来评估，每个项目具有三个等级，从完全依赖到完全独立。

Lawton-Brody自理能力量表可以帮助评估患者在社会和日常生活中的独立程度，尤其适用于评估老年人或患有轻度认知障碍的患者。它可以帮助家庭成员或照护者了解患者的自理能力状况。

（3）Katz自理能力量表（Katz activities of daily living scale） 是一种常用于评估患者在基本生活活动方面的自理能力的工具。Katz自理能力量表主要关注患者在生活自理方面的能力评估。

该量表包括6个项目，包括进食、洗澡、穿衣、如厕、移动和如厕控制。每个项目有三个等级，从完全依赖到完全独立。

通过观察和询问患者的能力，评估者可以选择适当的等级，以判断患者在各个项目上的自理能力水平。根据每个项目的得分，可以计算出患者的总分，范围从0到6。分数越高表示患者的自理能力越好。

Katz自理能力量表常被用于评估老年人、残疾人和患有各种疾病或康复需求的患者的自理能力。

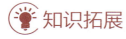
知识拓展

Older Americans Resources and Services自理能力量表（Older Americans

Resources and Services activities of daily living scale）即美国老年人日常生活资源和服务活动量表，也被称为 OARS ADL 量表，是一个标准化的评估工具，用于衡量老年人的功能能力和自我照顾技能。它旨在评估个人在进行各种日常生活活动（ADL）时的独立程度。

该量表由一系列问题或任务组成，用于评估一个人进行基本自我保健活动的能力。这些活动包括洗澡、穿衣、吃饭、如厕、移动（从一个位置移动到另一个位置）和自制（控制膀胱和肠道）。OARS ADL 量表提供了一种结构化的方法来评估个人在这些领域的独立水平。从量表中获得的结果可以帮助医疗保健专业人员、护理人员和决策者评估老年人的功能能力，并确定他们可能需要的护理或支持水平。它还可以用来监测个人自理能力随时间的变化。

OARS ADL 量表广泛应用于老年护理机构，如医院、养老院和家庭保健机构。它为老年人的功能状态提供了一种标准化和客观的衡量标准，从而可以更好地评估、规划和提供适当的服务和资源。

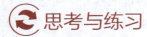

一、单选题

1.下列不属于老年人身体健康评估内容的是（　　　）。

A.健康史　　　　　B.体格检查　　　　C.抑郁情绪　　　　D.辅助检查

2.老年人功能状态包括（　　　）。

A.日常生活能力　　　　　　　　B.功能性日常生活能力

C.高级日常生活能力　　　　　　D.以上都是

二、问答题

1.试述老年人心电图检查的意义。

2.试述老年人健康史所涉及的内容。

任务三　老年人心理健康评估

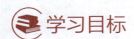

1.能够说出老年人心理健康评估的内容。

2.能够掌握老年人心理评估的方法。

3.能够运用量表为老年人开展情绪及认知功能评估。

4.能养成"以人为本"的职业理念，照护过程中具有爱心、耐心、同理心。

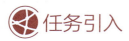

刘奶奶，女，69岁，家住某村，子女外出务工，丈夫三年前因病去世。近日村委会联合村卫生所为村内老人开展健康评估义诊活动。刘奶奶平时独来独往，不善言谈，偶有失眠。经沟通交流，刘奶奶表示自己经常不太开心，但也说不出具体的理由，感觉自己越来越容易疲累，一边认为自己并没有健康问题，一边又会因此焦虑。你作为刘奶奶的健康照护师，认为要对她进行哪些心理健康评估？如何帮助刘奶奶缓解情绪？

随着年龄的增长，老年人可能会经历很多的情感体验，也可能会对自己的身份、个性和人生价值产生深刻的认识。老年人的精神心理状况直接影响其身体健康和社会功能状态，是实现健康老龄化不可缺少的维度之一。老年人的精神心理状况常从情绪和情感、认知功能、健康行为等方面进行评估。

一、心理健康评估方法

1.观察法

观察法是一种有目的、有计划地通过对被观察者的行为表现直接或间接地进行考察、记录和分析的方法。评估者可以通过观察所得到的关于患者行为表现的印象，推测患者的心理活动过程及个性心理特征等。

心理健康评估的观察法可以通过以下步骤进行运用。

（1）确定观察对象　选择需要评估心理健康的老年人作为观察对象。

（2）观察环境　选择一个适当的环境，确保观察对象感到安全和舒适。

（3）观察内容　确定要观察的方面，可以包括以下几个方面。

① 情绪表现：观察老年人的情绪是否稳定，是否经常出现抑郁、焦虑等情绪问题。

② 行为变化：观察老年人的行为是否有明显的变化，如社交活动减少、

兴趣爱好丧失等。

③ 日常活动：观察老年人的日常生活表现，例如饮食、睡眠、个人卫生等方面的变化。

（4）观察方法　通过与老年人对话，直接观察老年人的行为、表情和肢体语言等。

（5）记录观察结果　将观察到的情况进行记录，尽量客观地描述老年人的行为、情绪等变化。

（6）分析评估结果　综合分析观察结果，判断老年人的心理健康状况，确定是否存在心理问题或需要进一步的专业评估。

需要注意的是，观察法评估主要依靠观察者的主观判断，可能存在一定的主观性和偏差。因此，如果需要更准确的评估结果，建议结合其他评估方法进行综合评估。同时，在观察过程中要尊重被观察者的隐私和个人权利，并与他们建立良好的沟通和信任关系。

2.会谈法

会谈法又称"访谈法""交谈法"等，是一种通过面对面的谈话方式来获取个体关于自身心理状态、问题和需求的信息的方法。

心理健康评估中的会谈法可以通过以下步骤进行运用。

（1）确定目标　在进行会谈评估之前，评估者需要明确评估的问题和目标，包括了解老年人的心理健康状况、问题的性质、影响因素等。

（2）建立信任关系　评估者需要与老年人建立良好的信任关系，以便老年人能够分享其真实的感受和经历，包括倾听、表达尊重和保密性等。

（3）提问和倾听　评估者使用不同的提问技巧来引导老年人分享相关信息，这些问题可以是开放性的、封闭性的、反思性的等，以便获取详细和有意义的信息。评估者需要倾听老年人的回答，理解其表达的感受和经历。

（4）观察和记录　除了倾听老年人的言语，评估者还需要观察老年人的非言语表达，例如面部表情、姿势、语速等，并将这些观察记录下来，以获得更全面的信息。

（5）分析和解读　评估者综合分析从会谈中获得的信息，得出关于老年人心理健康状况的综合评估结果，并解读结果。

区别于观察法，会谈法注重通过交流获取个体的主观体验和内在思维，更着重于理解个体的动机、意图和心理过程。而观察法则侧重于通过直接观察

模块一 老年人健康照护基础知识 **033**

个体的行为、情绪和身体反应等方面来获取信息。观察法可以提供客观的、外在的行为信息，而会谈法则提供了更深入的、内在的个体经历和心理状态的信息，需要评估者具备良好的沟通和倾听技巧，以便有效获取老年人的信息和了解其心理健康状况。

3.量表测量法

量表测量法中的量表就是评定量表，评定量表是用来量化观察中所得的印象的一种测量工具，在心理健康状态评估和诊断过程中，常需对个体或群体的心理和社会心理现象进行观察，并对观察结果用数量化方式进行评估的解释，这一过程称为评定，评定要按照标准化程序来进行，这样的程序便是量表测量法。

量表测量法是一种常用的心理测量方法，通过给受测者提供一系列陈述或描述，要求受测者根据自己的感受或态度进行选择或打分。量表测量法具有标准化和客观性的优点，可以提供量化的数据用于统计分析和比较研究。然而，受测者可能存在回答偏差或主观解释的问题，同时在设计和使用量表时也需要注意量表的信度和效度等因素，以保证评定结果的准确性和可靠性。

二、情绪和情感评估

情绪与情感是个体对客观事物是否满足自身需要的内心体验与反应。当需要获得满足，就会引起高兴、满意、爱慕等积极肯定的情绪和情感，反之则会引起生气、不满、憎恨等消极否定的情绪和情感。积极健康的情绪对促进人体身心健康具有正性作用，可以提高免疫系统的功能，增强身体对疾病的抵抗力，降低心脏病和脑卒中的风险，改善心血管功能。相反，不良情绪与情感不仅直接作用于人的心理活动导致心理疾病，还会导致情绪紧张和激素分泌增加，长期积累可能会引发心脏病、高血压、免疫系统紊乱等问题。

1.焦虑

焦虑是一种情绪和心理状态，表现为对即将或可能发生的事情感到紧张、不安和担忧的情绪。焦虑可能与身体上的紧张和不适感一起出现，例如心慌、呼吸困难、压力、失眠和肌肉紧绷等。焦虑可能由各种因素引起，包括压力、生活变化、社交压力、创伤经历、遗传倾向和化学物质不平衡。临床上，焦虑是一种常见的精神障碍，如焦虑症、强迫症和创伤后应激障碍等。

评估老年人焦虑的方法包括以下几种。

（1）量表评估　使用焦虑相关的量表工具，如汉密尔顿焦虑量表（HAM-A）、贝克焦虑量表（BAI）、状态-特质焦虑问卷（STAI）等，让老年人回答一系列与焦虑相关的问题，评估其焦虑水平。

① 汉密尔顿焦虑量表（HAM-A）：汉密尔顿焦虑量表（Hamilton anxiety rating scale，HAM-A）由14个项目组成，用于评估焦虑症状的频率和严重程度，见表1-2-3-1。

表1-2-3-1　汉密尔顿焦虑量表（HARS）

条目	症状表现	选项
1. 焦虑心境	担心，担忧，感到有最坏的事将要发生，易激怒	（0）无；（1）轻；（2）中；（3）重度；（4）极重
2. 紧张	紧张感，易疲劳，不能放松，情绪反应，易哭，颤抖，感到不安	（0）无；（1）轻；（2）中；（3）重度；（4）极重
3. 害怕	害怕黑暗、陌生人、一人独处、动物、乘车或旅行及人多的场合	（0）无；（1）轻；（2）中；（3）重度；（4）极重
4. 失眠	难以入睡，易醒，睡眠不深，多梦，多魇，夜惊，睡醒后感到疲倦	（0）无；（1）轻；（2）中；（3）重度；（4）极重
5. 认知功能	或称记忆力、注意力障碍。注意力不能集中，记忆力差	（0）无；（1）轻；（2）中；（3）重度；（4）极重
6. 抑郁心境	丧失兴趣，对以往爱好的事物缺乏快感，忧郁，早醒，昼重夜轻	（0）无；（1）轻；（2）中；（3）重度；（4）极重
7. 躯体性焦虑	肌肉酸痛，活动不灵活，肌肉经常抽动，肢体抽动，牙齿打战，声音发抖	（0）无；（1）轻；（2）中；（3）重度；（4）极重
8. 感觉系统症状	视物模糊，发冷发热，软弱无力感，浑身刺痛	（0）无；（1）轻；（2）中；（3）重度；（4）极重
9. 心血管系统症状	心动过速，心悸，胸痛，血管跳动感，昏倒感，心搏脱漏	（0）无；（1）轻；（2）中；（3）重度；（4）极重
10. 呼吸系统症状	时常感到胸闷，窒息感，叹息，呼吸困难	（0）无；（1）轻；（2）中；（3）重度；（4）极重
11. 胃肠消化道症状	吞咽困难，食欲不佳，消化不良，肠鸣，腹泻，体重减轻，便秘	（0）无；（1）轻；（2）中；（3）重度；（4）极重
12. 生殖，泌尿系统症状	尿意频繁，尿急，停经，性冷淡，过早射精，勃起不能，阳痿	（0）无；（1）轻；（2）中；（3）重度；（4）极重
13. 自主神经系统症状	口干，潮红，苍白，易出汗，易起"鸡皮疙瘩"，紧张性头痛，毛发竖起	（0）无；（1）轻；（2）中；（3）重度；（4）极重
14. 与人谈话时行为表现	（1）一般表现　紧张，不能松弛，忐忑不安，咬手指，紧握拳，摸弄手帕，面肌抽动，不停顿足，手发抖，皱眉，表情僵硬，肌张力高，叹息样呼吸，面色苍白 （2）生理表现　吞咽，频繁打嗝，安静时心率快，呼吸加快（20次/分以上），腱反射亢进，震颤，瞳孔放大，眼睑跳动，易出汗，眼球突出	（0）无；（1）轻；（2）中；（3）重度；（4）极重

模块一 老年人健康照护基础知识 **035**

量表的评定及结果解释：每个项目都有几个等级，评估者需要根据老年人的回答和表现来选择适当的等级。每个项目的分数加总后，可以得出总体的汉密尔顿焦虑量表得分，范围一般为 0～56，得分越高表示焦虑程度越高。

② 贝克焦虑量表（BAI）：贝克焦虑量表（Beck anxiety inventory，BAI）用于评估个体的焦虑症状和严重程度，见表1-2-3-2。

表1-2-3-2 贝克焦虑量表（BAI）

指导语：本量表含有 21 道关于焦虑一般症状的问题，请仔细阅读每一道题，指出最近 1 周内（包括当天）被各种症状烦扰的程度，并按以下标准进行选择：选 0 表示"无"；选 1 表示"轻度，无多大烦扰"；选择 2 表示"中度，感到不适但尚能忍受"；选 3 表示"重度，只能勉强忍受"，填在后面括号里。

题目	选项	选择
1.麻木或刺痛	0-1-2-3	（　　）
2.感到发热	0-1-2-3	（　　）
3.腿部颤抖	0-1-2-3	（　　）
4.不能放松	0-1-2-3	（　　）
5.害怕发生不好的事情	0-1-2-3	（　　）
6.头晕	0-1-2-3	（　　）
7.心悸或心率加快	0-1-2-3	（　　）
8.心神不定	0-1-2-3	（　　）
9.惊吓	0-1-2-3	（　　）
10.紧张	0-1-2-3	（　　）
11.窒息感	0-1-2-3	（　　）
12.手发抖	0-1-2-3	（　　）
13.摇晃	0-1-2-3	（　　）
14.害怕失控	0-1-2-3	（　　）
15.呼吸困难	0-1-2-3	（　　）
16.害怕快要死去	0-1-2-3	（　　）
17.恐慌	0-1-2-3	（　　）
18.消化不良或腹部不适	0-1-2-3	（　　）
19.昏厥	0-1-2-3	（　　）
20.脸发红	0-1-2-3	（　　）
21.出汗（不是因为暑热）	0-1-2-3	（　　）

评分：请将每题得分相加，总分15～25为轻度焦虑，26～35为中度焦虑，36分以上为重度焦虑。

量表的评定及结果解释：每个项目的评分范围为 0～3 分，总分范围为 0～63 分，得分越高表示焦虑症状越严重。通常认为，BAI总分在 15～25 分表示轻度焦虑，26 ～ 35分表示中度焦虑，＞36分表示重度焦虑。

③状态-特质焦虑问卷（STAI）：状态-特质焦虑问卷（state-trait inventory，STAI）目前使用的是修订版（STAI-Form Y），该问卷旨在提供一种工具以区别评定短暂的焦虑情绪状态和人格特质性焦虑倾向，为不同的研究目的和临床实践服务，见表1-2-3-3。

表1-2-3-3　状态-特质焦虑问卷（STAI）

指导语：下面列出的是一些人们常常用来描述他们自己的陈述，请阅读每一个陈述，然后在右边适当的圈上打勾来表示你现在最恰当的感觉，也就是你此时此刻最恰当的感觉。没有对或错的回答，不要对任何一个陈述花太多的时间去考虑，但所给的回答应该是你现在最恰当的感觉，并按以下标准进行选择：选1表示"完全没有"；选2表示"有些"；选择3表示"中等程度"；选4表示"非常明显"，填在后面括号里。

题目	选项	选择
1.我感到心情平静	1-2-3-4	（　　）
*2.我感到安全	1-2-3-4	（　　）
3.我是紧张的	1-2-3-4	（　　）
4.我感到紧张束缚	1-2-3-4	（　　）
*5.我感到安逸	1-2-3-4	（　　）
6.我感到烦乱	1-2-3-4	（　　）
7.我现在正烦恼，感到这种烦恼超过了可能的不幸	1-2-3-4	（　　）
*8.我感到满意	1-2-3-4	（　　）
9.我感到害怕	1-2-3-4	（　　）
*10.我感到舒适	1-2-3-4	（　　）
*11.我有自信心	1-2-3-4	（　　）
12.我觉得神经过敏	1-2-3-4	（　　）
13.我极度紧张不安	1-2-3-4	（　　）
14.我优柔寡断	1-2-3-4	（　　）
*15.我是轻松的	1-2-3-4	（　　）
*16.我感到心满意足	1-2-3-4	（　　）
17.我是烦恼的	1-2-3-4	（　　）
18.我感到慌乱	1-2-3-4	（　　）
*19.我感觉镇定	1-2-3-4	（　　）
*20.我感到愉快	1-2-3-4	（　　）
21.我感到不愉快	1-2-3-4	（　　）
22.我感到神经过敏和不安	1-2-3-4	（　　）
*23.我感到自我满足	1-2-3-4	（　　）
*24.我希望能像别人那样高兴	1-2-3-4	（　　）
25.我感到我像衰竭一样	1-2-3-4	（　　）

模块一 老年人健康照护基础知识 037

续表

题目	选项	选择
*26.我感到很宁静	1-2-3-4	（ ）
*27.我是平静的、冷静的和泰然自若的	1-2-3-4	（ ）
28.我感到困难——堆集起来，因此无法克服	1-2-3-4	（ ）
29.我过分忧虑一些事，实际这些事无关紧要	1-2-3-4	（ ）
*30.我是高兴的	1-2-3-4	（ ）
31.我的思想处于混乱状态	1-2-3-4	（ ）
32.我缺乏自信心	1-2-3-4	（ ）
*33.我感到安全	1-2-3-4	（ ）
*34.我容易做出决断	1-2-3-4	（ ）
35.我感到不合适	1-2-3-4	（ ）
*36.我是满足的	1-2-3-4	（ ）
37.一些不重要的思想总缠绕着我，并打扰我	1-2-3-4	（ ）
38.我产生的沮丧是如此强烈，以致我不能从思想中排除它们	1-2-3-4	（ ）
*39.我是一个镇定的人	1-2-3-4	（ ）
40.当我考虑我目前的事情和利益时，我就陷入紧张状态	1-2-3-4	（ ）

注：*该项反序计分。

量表的评定及结果解释：该问卷由自我评定或自我报告来完成，每项1～4分，由受试者根据自己的体验选最合适的分值。凡正性情绪项目均为反序计分。分别计算S-AI和T-AI量表的累加分，最小值20，最大值为80，反映状态或特质焦虑的程度。

（2）临床面谈　与老年人进行面对面的访谈，倾听他们的感受和体验，观察他们的言语、行为和身体表现，以了解他们是否存在焦虑症状。

（3）身体检查　焦虑可能伴随着一些身体上的反应，如心跳加快、呼吸困难等。进行身体检查，了解老年人的生理状况，排除其他可能导致焦虑的身体疾病。

2.抑郁

老年人抑郁是指年龄较大的人群中出现的情绪低落、失去兴趣和快乐感、自卑、消极思维等一系列心理症状。老年人的抑郁可能由多种因素引起，包括身体健康状况下降、生活变化、家庭关系问题、社交孤立、亲友离世、药物副作用等。

老年人的抑郁症状常常被认为是正常老化过程的一部分。但实际上，抑郁并不是老年人的"必然病症"，而是可以被治疗和缓解的。常见老年人抑郁的症状有体力衰退、记忆力减退、注意力不集中等，自卑、绝望、无助等情绪也会出现。

评估老年人抑郁的方法可以包括以下几种。

（1）量表评估 使用标准化的抑郁评估问卷，如汉密顿抑郁量表（HAMD）、Zung抑郁自评量表（SDS）、格林伯格抑郁量表（GDS）等，让老年人回答一系列问题，根据答案评估其抑郁程度。

① 汉密顿抑郁量表（HAMD）：汉密顿抑郁量表（Hamilton depression scale，HAMD）是一种常用于评估抑郁症严重程度的量表。该量表被广泛应用于临床和研究领域，见表1-2-3-4。

表1-2-3-4　汉密顿抑郁量表（HAMD）

条目	症状表现	得分
1. 抑郁情绪	0= 无症状；1= 只有在问到时才叙述；2= 在谈话中自发地表达；3= 不用语言也可以从表情、姿势、声音或欲哭中流露出这种情绪；4= 患者的言语和非言语表达（表情、动作）几乎完全表现为这种情绪	
2. 有罪感	0= 无症状；1= 责备自己，感到自己已连累他人；2= 认为自己犯了罪，或反复思考以往的过失或错误；3= 认为目前的疾病是对自己错误的惩罚，或有罪恶妄想；4= 罪恶妄想伴有指责或威胁性幻觉	
3. 自杀	0= 无症状；1= 觉得活着没有意义；2= 希望自己已经死去，或常想到与死有关的事；3= 消极观念（自杀念头）；4= 有严重自杀行为	
4. 入睡困难	0= 无症状；1= 主诉有入睡困难，即上床后半小时仍不能入睡；2= 主诉每晚均有入睡困难	
5. 睡眠不深	0= 无症状；1= 睡眠浅，多噩梦；2= 半夜（晚12点以前）曾醒来（不包括上厕所）	
6. 早醒	0= 无症状；1= 有早醒，比平时早醒1小时，但能重新入睡；2= 早醒后无法重新入睡	
7. 工作和兴趣	0= 无症状；1= 提问时才叙述；2= 自发地直接或间接表达对活动、工作或学习失去兴趣，如感到无精打采、犹豫不决、不能坚持或需强迫才能工作或活动；3= 活动时间减少或效率降低，住院患者每天参加病室劳动或娱乐不满3小时；4= 因目前的疾病而停止工作，住院者不参加任何活动或者没有他人帮助便不能完成病室日常事务	
8. 阻滞（思维和言语缓慢、注意力难以集中、主动性减退）	0= 无症状；1= 精神检查中发现轻度迟滞；2= 精神检查中发现明显迟缓；3= 精神检查进行困难；4= 完全不能回答问题（木僵）	
9. 激越	0= 无症状；1= 检查时表现得有些心神不定；2= 明显的心神不定或小动作多；3= 不能静坐，检查中曾起立；4= 搓手、咬手指、扯头发、咬嘴唇	
10. 精神焦虑	0= 无症状；1= 问及时叙述；2= 自发地表达；3= 表情和言语流露出明显焦虑；4= 明显惊恐	
11. 躯体性焦虑	0= 无症状；1= 轻度；2= 中度，有肯定的上述症状；3= 重度，上述症状严重，影响生活，需加处理；4= 严重影响生活和活动	

模块一 老年人健康照护基础知识 **039**

续表

条目	症状表现	得分
12. 胃肠道症状	0= 无症状；1= 食欲减退，但不需要他人鼓励便自行进食；2= 进食需他人催促或请求和需要应用泻药或助消化药	
13. 全身症状	0= 无症状；1= 四肢、背部或颈部沉重感，背痛、头痛、肌肉疼痛，全身乏力或疲倦；2= 症状明显	
14. 性症状	0= 无症状；1= 轻度；2= 重度；3= 不能肯定，或该项对被评者不适合（不计入总分）	
15. 疑病	0= 无症状；1= 对身体过分关注；2= 反复考虑健康问题；3= 有疑病妄想；4= 伴幻觉的疑病妄想	
16. 体重减轻	A 根据病史评定：0= 无症状；1= 患者叙述可能有体重减轻；2= 肯定体重减轻 B 医师测定体重：0= 体重记录表明 1 周内减轻不到 0.5kg；1= 体重记录表明 1 周内减轻 0.5kg 以上；2= 体重记录表明 1 周内减轻 1kg 以上	
17. 自知力	0= 知道自己有病，表现为抑郁，1= 知道自己有病，但归咎于伙食太差、环境问题、工作过忙、病毒感染、需要休息等；2= 完全否认有病	

量表的评定及结果解释：每个项目都有不同的分值，总分超过 24 分为严重抑郁，超过 17 分为轻或中度抑郁，小于 7 分无抑郁症状。

② Zung 抑郁自评量表（SDS）：Zung 抑郁自评量表（Zung's self-rating depression scale，SDS）用于评估个体抑郁症状的严重程度。是一种简单、快速的自评工具，见表 1-2-3-5。

表 1-2-3-5 Zung 抑郁自评量表（SDS）

条目	没有或很少	有时	大部分时间	绝大部分时间
1. 我觉得闷闷不乐，情绪低沉				
2. 我觉得一天之中早晨最好				
3. 我一阵阵哭出来或觉得想哭				
4. 我晚上睡眠不好				
5. 我吃得跟平常一样多				
6. 我与异性密切接触时和以往一样感到愉快				
7. 我发觉我的体重在下降				
8. 我有便秘的苦恼				
9. 我心跳比平时快				
10. 我无缘无故地感到疲乏				
11. 我的头脑跟平常一样清楚				
12. 我觉得做经常做的事情并没有困难				
13. 我觉得不安而平静不下来				
14. 我对将来抱有希望				

续表

条目	没有或很少	有时	大部分时间	绝大部分时间
15. 我比平常容易生气激动				
16. 我觉得作出决定是容易的				
17. 我觉得自己是个有用的人，有人需要我				
18. 我的生活过得很有意思				
19. 我认为如果我死了别人会生活得好些				
20. 以往感兴趣的事我仍然感兴趣				

注：SDS由20个条目组成，每一个条目相当于一个有关症状，按1~4级评分，其中，1—从无或偶尔有；2—有时有；3—经常有；4—总是如此。SDS的总分等于各条目得分之和，其中第2、5、6、11、12、14、16、17、18和20题为反序记分。

量表的评定及结果解释：SDS量表每个项目都有4个答案选项，分别表示不同程度的症状频率或强度。个体根据自身状况选择最符合自己的答案，然后将各项得分相加。结果的总分范围是20~80分，分数越高表示抑郁症状越严重。通常，总分在50~59之间可被视为轻度抑郁，60~69之间为中度抑郁，70分以上为重度抑郁。

③格林伯格抑郁量表（GDS）：格林伯格抑郁量表（GDS）与其他抑郁量表相比更加简单明了，适用于老年人自评和专业人员评定，见表1-2-3-6。

表1-2-3-6　格林伯格抑郁量表（GDS）

题号	题目名称	选项	
1	你对生活基本上满意吗？	选项：是，分数：0	选项：否，分数：1
2	你是否已经放弃了许多活动和兴趣？	选项：是，分数：1	选项：否，分数：0
3	你是否觉得生活空虚？	选项：是，分数：1	选项：否，分数：0
4	你是否常感到厌倦？	选项：是，分数：1	选项：否，分数：0
5	你觉得未来有希望吗？	选项：是，分数：0	选项：否，分数：1
6	你是否因为脑子里有一些想法摆脱不掉而烦恼？	选项：是，分数：1	选项：否，分数：0
7	你是否大部分时间精力充沛？	选项：是，分数：0	选项：否，分数：1
8	你是否害怕会有不幸的事落到你头上？	选项：是，分数：1	选项：否，分数：0
9	你是否大部分时间感到幸福？	选项：是，分数：0	选项：否，分数：1
10	你是否常感到孤立无援？	选项：是，分数：1	选项：否，分数：0
11	你是否经常坐立不安、心烦意乱？	选项：是，分数：1	选项：否，分数：0
12	你是否希望待在家里而不愿意去做些新鲜事？	选项：是，分数：1	选项：否，分数：0
13	你是否常常担心将来？	选项：是，分数：1	选项：否，分数：0
14	你是否觉得记忆力比以前差？	选项：是，分数：1	选项：否，分数：0
15	你觉得现在生活很惬意？	选项：是，分数：0	选项：否，分数：1

续表

题号	题目名称	选项	
16	你是否常感到心情沉重、郁闷？	选项：是，分数：1	选项：否，分数：0
17	你是否觉得像现在这样生活毫无意义？	选项：是，分数：1	选项：否，分数：0
18	你是否常为过去的事忧愁？	选项：是，分数：1	选项：否，分数：0
19	你觉得生活很令人兴奋吗？	选项：是，分数：0	选项：否，分数：1
20	你开始一件新的工作困难吗？	选项：是，分数：1	选项：否，分数：0
21	你觉得生活充满活力吗？	选项：是，分数：0	选项：否，分数：1
22	你是否觉得你的处境毫无希望？	选项：是，分数：1	选项：否，分数：0
23	你是否觉得大多数人比你强得多？	选项：是，分数：1	选项：否，分数：0
24	你是否常为些小事伤心？	选项：是，分数：1	选项：否，分数：0
25	你是否常觉得想哭？	选项：是，分数：1	选项：否，分数：0
26	你集中精力困难吗？	选项：是，分数：1	选项：否，分数：0
27	你早晨起床很快活吗？	选项：是，分数：0	选项：否，分数：1
28	你希望避开聚会吗？	选项：是，分数：1	选项：否，分数：0
29	你做决定很容易吗？	选项：是，分数：0	选项：否，分数：1
30	你的头脑像往常一样清晰吗？	选项：是，分数：0	选项：否，分数：1

量表的评定及结果解释：每个问题的答案有"是"或"否"两种选择。得分范围从0到30，得分越高表示抑郁症状越明显。

（2）临床面谈　与老年人进行面对面的交谈，了解其抑郁症状和情况，包括情绪低落、失去兴趣、自卑等。

（3）身体检查　进行身体检查，排除身体疾病引起的抑郁症状，如甲状腺功能异常、慢性疼痛等。

三、认知功能评估

认知是个体推测和判断客观事物的思维过程，通过个体的行为和语言表达出来，反映了个体的思维能力。认知功能的评估包括个体的感知觉、记忆、理解判断、思维能力、语言能力、注意力及定向力等方面。在已经确定的认知功能失常的筛选测试中，对老年人的测试较为普及的是简易智能精神状态检查量表（MMSE）和蒙特利尔认知评估量表（MoCA）。

1.简易智能精神状态检查量表（MMSE）

简易智能精神状态检查量表（mini-mental state examination，MMSE）是一种广泛用于评估患者智力状态和认知功能的快速筛查工具，适用于评估老年人和患有认知障碍的人群。

（1）量表的内容　MMSE包括一系列简短的测试项目，共19项，30个小项，评估范围包括11个方面，涵盖多个认知领域，包括定向力、记忆力、注意力、计算力、语言和视觉空间能力等。

（2）量表的评定及结果解释　简易智力状态检查的主要统计量是所有记"1"的项目（和小项）的总和，即回答或操作准确的项目和小项数，称为该检查的总分，范围是0～30。分界值与受教育程度有关，未受教育文盲组17分，教育年限≤6年组20分，教育年限大于6年组24分，若测量结果低于分界值，可认为被测量者有认知功能缺损。

2.蒙特利尔认知评估量表（MoCA）

蒙特利尔认知评估量表（Montreal cognitive assessment，MoCA）是一个用来对认知功能障碍进行快速筛查的评定工具，对各种原因（如血管因素、脑炎、帕金森病、轻度AD）导致的MCI都较敏感，敏感度明显高于MMSE。MoCA量表同样也会受到教育程度的影响，文化背景的差异、检查者使用MoCA的技巧和经验，检查的环境及被试的情绪及精神状态等均会对MoCA的分值产生影响。对于认知功能损害的最早期阶段，MoCA量表可能比MMSE量表更合适。

（1）量表的内容　MoCA包括了注意与集中、执行功能、记忆、语言、视结构技能、抽象思维、计算和定向力等8个认知领域的11个检查项目。测试时间通常在10～15分钟。

（2）量表的评定及结果解释　MoCA得分的范围是0～30分，其中26分及以上被认为是正常认知功能，低于26分可能提示认知损伤或认知障碍的存在。

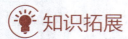

中科院心理所：我国老年人的心理健康现状蓝皮书发布

由中国科学院心理研究所和社会科学文献出版社共同主办的国民心理健康蓝皮书《中国国民心理健康发展报告》（以下简称报告）中发布了《我国老年人的心理健康现状》。该报告从学术的视角关注和分析了我国2019—2020年各类人群的心理健康状况，其中囊括了对我国日益壮大的老年群体的关注。

报告主要建议从促进老年人的身体锻炼和社会支持两方面入手，着力提高老年人的心理健康水平。

在锻炼方面，报告提出了以下建议。

（1）倡导树立全民健身的健康意识，通过开展各类健康知识讲座，帮助老年人培养定期锻炼的意识，同时找到适宜自己的锻炼方式。

（2）为老年人提供足够的活动空间和丰富的活动设施，通过利用公园、社区场地等各类公共空间来满足老年人的锻炼需求。

（3）组织群体性老年健身运动和开办老年运动比赛。通过这类集体活动，老年人可以在合作中结交到新朋友，改善单调孤独的生活状态，在集体中获得归属感。老人也可以在竞争中获得自我成就感，拥有更为积极的自我认识。

在社会支持方面，报告提出以下建议。

（1）重视家庭的支持作用，子女需要为老人提供情感支持和生活照料。由于老年人的生活圈子较为狭窄，子女往往是他们的重要情感倾诉对象。子女的情感支持越多，老人的自尊水平越高。同时，子女与父母的情感交流互动也有助于缓解老人的负性情绪，改善老人的心理健康状况。

（2）在老年人力所能及且主观愿意的情况下，子女可以适当接受老人提供的帮助，例如偶尔的生活照料和物质支持等。研究显示，平衡互利的相互支持往往会给老人带来更好的心理体验，有助于维持其尊严感、价值感、自我效能感。

（3）社区应积极为老年人提供人际交往条件，鼓励老年人参与集体活动。也可以邀请专家开展一些针对性的团体活动，比如团体回忆治疗，可以通过帮助老人回顾欢乐时光、憧憬未来愿景等方式调动老人的积极情绪，提高其心理健康水平。

思考与练习

一、单选题

1.下列不属于老年人心理健康评估内容的是（　　　）。

A.焦虑　　　　　　B.认知水平　　　　　C.抑郁情绪　　　　　D.辅助检查

2.运用观察法评估老年人心理健康的观察内容包括（　　　）。

A.情绪表现　　　　B.行为变化　　　　　C.日常活动　　　　　D.以上都是

二、问答题

1.试述老年人心理健康评估的方法。

2.试述老年人抑郁的表现。

三、案例分析

王某，男，78岁，退休教师，独居。平日身体健康，子女孝顺，妻子去世多年。近年体检确诊帕金森病，且疾病进展较快。近日王某出现失眠、焦虑、易怒等情绪，常常哭泣，并多次向子女表达对亡妻的思念。你作为健康照护师，认为应该如何应对王某的情绪？

任务四　老年人社会健康评估

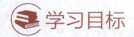

学习目标

1. 能够掌握老年人社会健康评估的要求。
2. 能够根据老年人社会健康评估的方法为老年人开展评估。
3. 能养成"以人为本"的职业理念，照护过程中具有爱心、耐心、同理心。

任务引入

> 刘奶奶，女，69岁，家住某村，子女外出务工，丈夫三年前因病去世。近日村委会联合村卫生所为村内老人开展健康评估义诊活动。刘奶奶3个月前因脑卒中住院治疗，因此留下了左侧肢体瘫痪的后遗症，现已出院在家休养。刘奶奶时常唉声叹气，有时又易发怒。你作为村卫生所的健康照护师，认为要对她进行哪些社会健康评估？如何帮助刘奶奶适应疾病带来的变化？

老年人的社会健康评估是指对老年人的社会健康情况和社会功能进行评定，良好的家庭和社会支持及正常的社会接触是老年人健康的重要组成部分，因此，完整的健康评估的内容应包括社会健康评估。老年人社会健康评估可以了解老年人的社会支持和社会参与度，判断老年人是否存在社会孤立的情况。同时还可以根据老年人的社会状况和健康状况，制定科学的社会支持计划，保证老年人的健康。

一、老年人角色功能的评估

老年人一生中经历了多重角色的变化，从婴儿到青年、中年直至老年；从学生到踏上工作岗位直至退休；从子女到父母亲直至祖父母等，与周围人的关系也在不断地转换。因此，角色功能的评估是老年人个体健康非常重要的一部分。

1.角色

原本是戏剧中的专门术语，是指演员在舞台上所扮演的某一特定人物，但人们发现现实社会和戏剧舞台之间是有内在联系的，即舞台上上演的戏剧是人类现实社会的缩影。美国社会学家米德和人类学家林顿则较早地把"角色"这个概念正式引入社会心理学的研究，角色理论也就成为社会心理学理论中的一个组成部分。在社会心理学领域，角色是社会对个体在特定场合下职能的划分，代表了个体在社会中的地位和社会期望个体表现出的符合其地位的行为。角色不能单独存在，需要存在于他人的相互关系中。

2.角色分类

（1）根据角色存在的形态分类

① 理想角色：也称为期望角色，是指社会或团体对某一特定社会角色所设定的理想的规范和公认的行为模式。理想角色总是尽善尽美的，它是一种"应该如何"的观点。比如作为教师就应该为人师表，身教重于言教；做医生就应该救死扶伤，具有人道主义精神等。理想角色可以是明文规定的，许多规章制度都体现了理想角色的本质及其要求；理想角色也可以是不成文的、约定俗成的，表现于社会公德、社会习俗和社会传统等对人的各种要求和期待之中。

② 领悟角色：是指个体对其所扮演的社会角色的行为模式的理解。理想角色是领悟角色的基础，但是，由于个体所处的环境不同、认识水平不同、价值观念不同、思想方法不同等因素，不同的人对同一角色的规范、行为模式的理解是不完全相同的。

③ 实践角色：是指个体根据他自己对角色的理解而在执行角色规范的过程中所表现出来的实际行为。领悟角色是实践角色的前提和基础。但是，由于每个人的自身条件和环境条件不尽相同，因而，即使对角色有相同的理解，落实到行为时也未必相同。

（2）根据角色扮演者获得角色的方式分类

① 先赋角色：指个人与生俱来或在成长过程中自然获得的角色，它通常建

立在遗传、血缘等先天因素或生物因素的基础之上，如性别角色以及由父子关系产生的父亲角色或儿子角色等；还有一些角色是由社会规定的，如封建社会中通过世袭制度继承形成的皇帝、公爵等角色，也属于先赋角色之类。

② 自致角色：指个人通过自己的后天努力和活动而获得的角色。自致角色体现了个人的自主选择性。在现代社会中，一个人一生中扮演的多数角色都是自致角色，包括个人职业的选择、婚姻家庭的缔结、事业的成就等方面的角色，这些都是个人凭借自己的努力而达到的。如护士、学生、教师等都属于自致角色。自致角色的获得需要具备独特的素质、才能、技巧和特殊的训练。

（3）根据角色扮演者受角色规范的制约程度的不同分类

① 规定性角色：也称正式角色，是指角色扮演者的行为方式和规范都有明确的规定，角色不能按照自己的理解自行其是。他们在正式场合下的言谈举止、责任、权利、义务以及办事的程序都有明确的规定，应该做什么和不应该做什么都必须按照规定办。如政府官员、医生、护士、士兵、议员即属此类。规定性角色要求理想角色和实践角色是高度一致的。

② 开放性角色：也称非正式角色，是指个人可以根据对自己地位和社会期望的理解，自由地履行角色行为。如父亲、朋友、非正式群体的自然领袖等都属于开放性角色。这类角色的行为者有很大的行为自由，有利于适应不断变化发展的社会生活。

无论是正式角色还是非正式角色都可以测量，大多数研究者侧重于研究表现更为主观的非正式角色。

3.角色适应不良

（1）角色适应不良　每个人都扮演着不同的角色，随着不同的时间和空间变化，角色行为应适当地调整。角色适应是指个人从事正常角色活动的能力，包括正式的工作、社会活动、家务活动等。老年人由于老化及某些功能的退化而使这种能力下降。角色适应对其角色功能起着相当重要的作用。

适应不良是指个体面对环境变化时无法有效应对的情况，可能导致心理和生理的负面影响。角色适应不良是由来自社会系统的外在压力所引起的主观情绪反应，当个体的角色表现与角色期望不协调或无法达到角色期望的要求时，可发生角色适应不良。生理影响可能有头晕、乏力、睡眠障碍、心律不齐等，心理影响可能有紧张、抑郁、悲伤、绝望等。

（2）角色适应不良常见的类型

① 角色冲突：是指角色期望与角色表现之间差距太大，或突然离开所熟悉的角色来到一个要求不同的新环境，使个体难以适应而发生的心理冲突与行为矛盾，例如正常人在交通事故后变成患者角色不适应。引起角色冲突的原因有个体需同时承担两个或两个以上在时间或精力上相互冲突的角色或对同一角色有不同的角色期望标准，例如同时要工作的照顾孩子的母亲。

② 角色模糊：是指个体对角色期望不明确，不知道承担这个角色该如何行动而造成的不适应反应，例如新入院的患者不知道如何配合医护人员进行治疗。引起的原因可能是角色期望太复杂、角色改变太快、主要角色与互补角色间沟通不良等。

③ 角色匹配不当：是指个体的自我概念、自我价值观或自我能力与其角色期望不匹配。例如让医生当工人，让高级管理人员当营业员等。

④ 角色负荷过重和角色负荷不足：前者是指个体角色行为难以达到过高的角色期望，后者是指对个体的角色期望过低，不能完全发挥其能力。例如现在的年轻人幻想着做明星，又例如考试最后一名的学生对自己没信心，认为自己不行，也不努力学习，每次都考最后。角色负荷过重和不足是相对的，与个体的知识、技能、经历、观念以及动机是否与角色需求吻合有关。

4. 角色与角色适应的评估

（1）评估的目的　了解老年人角色的特点，及时采取有效的心理照护干预，让老年人尽快适应角色，促进照护计划的顺利实施，减少因适应不良而引起的结果。

（2）评估的方法　可采用会谈、观察等方法收集资料。

① 会谈：会谈是最常用的评估方法，重点是确认个体在家庭、工作和社会生活中承担的角色、对角色的感知和满意程度，以及有无角色适应不良。会谈内容如下。

a.角色数量与任务：可询问个体目前在家庭、社会生活和工作中所承担的角色与任务。可询问"目前您在家庭、单位、社会上承担着哪些角色和任务？""您从事何种职业？担任何种职务？"等。

b.角色满意度：可通过询问个体对自己角色的满意情况、与自己角色期望是否相等，了解有无角色适应不良。可询问"您是否清楚现承担的角色和意义？""您觉得自己承担的角色数量与意义适合您吗？"等。

c.角色感知：可通过询问个体对自己目前承担的角色数量与责任是否适当评价了解其角色感知。可询问"您是否清楚承担的角色的权利和义务？""您觉得自己承担的角色数量和责任适合您吗？"等。

d.角色紧张：可通过询问了解个体有无角色紧张的生理和心理表现，如头晕、心悸、睡眠障碍、抑郁、焦虑、易激惹等角色适应不良的生理和心理反应。

会谈过程中可根据个体有关角色适应不良的叙述，判断其类型。

② 观察：观察是指运用视、听、嗅、触等多种感官，获取老年人的健康资料和信息，主要内容是有无角色适应不良的生理和心理反应。

一般状况：观察有无疲乏、头痛、失眠、焦虑、愤怒、沮丧等角色紧张的表现。

父母的角色行为：对自己承担的父母角色，胜任者会感到满意和愉快，而不胜任者可能会表现出焦虑、沮丧或筋疲力尽，对孩子的表现感到失望、不满意甚至愤怒等。

对老年人角色的评估要考虑不同的个体对老年角色的适应度和适应反应的不同，角色适应与否与性别、个性、文化背景、家庭背景、社会地位、经济状况等因素有关。评估过程中可通过交谈了解老年人在家庭、工作和社会生活中所承担的角色、对角色的感知和满意情况。通过观察了解老年人有无角色适应不良的生理、心理反应。

二、老年人环境评估

环境与人类的健康密切相关，是一切人类生存发展的物质基础。老年人的健康依赖于健康的生存环境，如果环境的变化超过老年人集体的调节范围和适应能力，就会引起疾病的发生。

环境是指直接或间接影响人类生活和发展的各种自然因素的总称，是人类生存和生活的空间。根据环境的性质可分为自然环境和社会环境。

1.自然环境

（1）自然环境　又称物理环境，是指一切存在于机体外环境的物理因素的总和，包括空间、声音、温度、湿度、采光、通风、气味、整洁、室内装饰、布局，以及各种和安全有关的因素和大气污染等。各种物理因素在适当的范围内对人体的健康是起到积极作用的，但一旦超过一定范围，就可能威胁到人类的健康和安全，引起各种疾病。

（2）自然环境对健康的影响　机体通过摄取自然环境中对身体健康有益的物质维持生命活动，同时环境中也存在着、产生着和传播着危害人体健康的物质。常见的危险因素包括以下几个。

① 生物因素：如细菌、病毒、寄生虫等病原微生物，机体如果被病原微生物感染，可能感染伤寒、痢疾、结核病、破伤风等疾病。

② 物理因素：如噪声、振动、电离辐射、电磁辐射等，长期处于这种环境，可能会出现紧张性头痛、焦虑、高血压、注意力不集中等现象。

③ 化学因素：如水和空气污染、粉尘、农药、交通工具排放的尾气等，在污染严重的环境中，可能出现恶心、呕吐、头痛、头晕眼花、感觉障碍、呼吸困难等生理反应。

④ 气候和地理因素：如空气的湿度、温度、气流和气压的变化等。

2.社会环境

（1）社会环境　是指人类生存和活动范围内的社会物质和精神条件的总和，包括人们所处的社会政治环境、经济环境、法治环境、科技环境、文化环境等。社会环境包括经济、文化、教育、法律、制度、生活方式、社会关系、社会支持等诸多方面。其中社会政治制度、社会经济因素、社会文化因素、生活方式、社会关系和社会支持、医疗卫生服务系统是社会环境评估的重点内容。

① 社会政治制度：包括立法与社会支持系统、全社会资源分配、就业与劳动制度及劳动强度等。

② 社会经济因素：是保障人们衣、食、住、行基本需要及享受健康服务的物质基础。因此，在社会环境中，对老年人的健康及患者角色适应影响最大的是经济状况。但老年人可因退休、固定收入减少、给予经济支持的配偶去世等所带来的经济困难，导致失去家庭、社会地位及生活的独立性。

③ 社会文化因素：包括教育制度、人们的文化素质、受教育程度、家庭和邻里的影响，也包括文化娱乐场所、新闻、出版、影视等大众媒介，风俗习惯与宗教信仰，以及各种社会潮流的影响。对健康价值的认知、对症状的感知、患病后对治疗方式的选取、对卫生服务的反应，以及对实施营养、安全和公共生活的行为方式的接受情况等是与健康密切相关。

④ 生活方式：生活方式是指经济、文化、政治因素相互作用所形成的人们在衣、食、住、行、娱乐等方面的社会行为，是有关人们如何享受劳动所得的

物质与精神产品及使用自由闲暇时间的方式，是在经济、文化、政治等许多因素相互作用下所形成的习惯，特别是受家庭影响。不同地区、不同民族、不同职业、不同社会阶层的人的生活方式不同。

⑤ 社会关系和社会支持：社会关系是社会环境中非常重要的一个方面，社会支持一般是指来自家庭、亲友和社会其他方面（团体、社区等）对个体的精神和物质上的慰藉、关怀、尊重和帮助，包括健康时和生活不能自理时的家庭支持和照顾的数量和质量、拥有知心朋友的数量和与朋友交流的程度及社区支持的内容、数量和质量。

⑥ 医疗卫生服务系统：指社会卫生医疗设施和制度的完善状况。老年人是身体较为脆弱的群体，身体功能逐渐衰退，具有较大的医疗卫生服务需求，因此，医疗卫生服务是否可及对老年人群体的影响较其他成年人群体更大，其健康效益也更大。能否获得及时的治疗和充足的医疗卫生服务对老年人的自评健康、自理能力和认知能力均具有较大的影响作用。

（2）社会环境对健康的影响　积极的社会环境促进人的健康，消极的社会环境则可能导致人生病。消极的社会环境可通过直接或间接等方式导致人体患病。直接方式包括如战争给人带来伤残甚至死亡，间接方式包括以下因素。

① 社会政治制度：社会制度是一个国家的卫生保障，一般卫生保障制度相对健全和完善的国家或地区，公民健康水平相对较高。

② 社会经济因素：经济是社会环境中对健康影响最大的因素。不同经济水平的人群，其健康状况和所患的疾病也不尽相同。如在发达国家和地区，人群的主要死亡原因是癌症和心脑血管疾病；而在多数发展中国家和地区，主要死亡原因是传染病和呼吸系统疾病。

③ 社会文化系统：良好的教育有助于人们认识疾病、自觉改变不良生活方式和习惯、及时获取健康保健信息、善于利用卫生服务等。

④ 生活方式：不良的饮食习惯、吸烟、酗酒、吸毒或药物依赖，体育锻炼和体力活动过少、生活工作紧张、娱乐活动安排不当、家庭结构异常等不良的生活方式，对个体的健康状态有重要的影响，可能导致患病。

⑤ 社会关系和社会支持：社会关系网络的健全程度与家庭社会支持的程度、人们身心调节与适应能力、自理能力、自我概念、生活质量，以及对治疗、护理的依从性有关。个体的社会关系网络越健全，人际关系越融洽，越容

易得到所需的信息、情感及物质等多方面的支持。老年人获得的社会支持越多，其幸福感、生活质量越高。

⑥ 医疗卫生服务系统：医疗卫生服务系统中存在医疗资源布局不合理、初级卫生保健网络不健全、城乡卫生人力资源配置悬殊、重治疗与轻预防倾向及医疗保健制度不完善，或医疗质量低劣、误诊漏诊、医院交叉感染及服务质量差等各种不利于促进健康的因素，均可直接危害人群健康。

⑦ 其他：城市发展过快、高楼林立、住宅过分拥挤、休闲设施缺乏、现代工业化的飞速发展使生活节奏加快等均可能影响老年人的健康。

3.老年人环境的评估

（1）评估的目的　通过对环境进行评估，可以更好地去除环境中现存或潜在的妨碍生活行为的因素，创造发挥补偿机体缺损的功能的有利因素，促进老年人生活质量的提高。照护人员应充分考虑环境和个体健康的相互作用。

（2）评估的内容　可采用会谈、实地考察和评定量表等方法收集资料。

① 会谈：通过会谈了解影响个体健康的物理、居住和工作环境因素。物理环境包括家庭环境和工作环境。由于人口老龄化的出现，"空巢"家庭的日益增多，大量老年人面临着独立居住的问题。居住环境是老年人生活场所，是学习、社交、娱乐、休息的地方，评估时应了解其生活环境、社区中的特殊资源及其对目前生活环境、社区的特殊要求。评估时注意询问个体居住环境是否整洁、明亮、空气清新、有无危险因素和防护措施。工作环境的评估与此类似。

② 实地考察：实地考察社会大环境有无工业排放的废气污染空气，排放的废渣、废水危害农田等危害健康的因素。同时通过实地考察可以了解老年人所处工作、家庭或医院环境是否存在健康危险因素，以补充会谈的不足。其中居家安全环境因素是评估的重点，包括居住环境和其家庭中是否存在不安全因素，如家具、电线布置是否合适、地板有无防滑措施、有无扶手等，通过家访可以获得这方面的资料。

③ 评定量表：在评估过程中，针对某些特有的问题可采用量表法评估其危险程度，根据评估结果制定相应措施，如压疮、跌倒等。

知识拓展

根据《居家（养护）老年人身体健康服务评估标准（草案）》，对环境适应能力评估推荐建议如下。

（1）主要由社会工作者、养老护理员、护工、本人及家属进行评估。

（2）居家环境评估 老年人的生活环境可以使用HOMEFAST量表，是一个较短的25个条目的标准化评估表，如果对所有的危险因素的答案均为"否"，说明居室环境安全。

（3）家庭功能评估 常用的量表为APGAR家庭评估量表，涵盖了家庭功能的5个重要部分：适应度A（adaptation）、合作度P（partnership）、成长度G（growth）、情感度A（affection）和亲密度R（resolve），通过评分可以了解老年人有无家庭功能障碍及其障碍程度。

（4）社会支持评估 可用社会支持评定量表（SSRS）共10个问题，总分即10个条目之和，总分越高，社会支持度越高。

（5）社会经济地位评估 经济状况一般是通过个人收入能否满足老年人的个人需要，是否需要另外的支持等来衡量。

🔄 思考与练习

一、单选题

1.角色评估的内容主要包括（　　　）。

A.个体和文化背景　　　　　　　　B.个体有无角色适应不良

C.个体所承担的角色是否恰当　　　D.以上都是

2.下列哪项属于老年人社会健康评估的内容（　　　）。

A.环境评估　　　　　　　　　　　B.身体评估

C.健康史的采集　　　　　　　　　D.功能状态的评估

二、问答题

1.试述老年人角色评估的方法。

2.简述影响个体健康的环境因素。

三、案例分析

孙爷爷，男，81岁，患有高血压、心脏病，需长期服药，日常生活不能自理，记忆力下降，不知道自己住在哪里；有一儿一女，孙爷爷日常轮流在子女家里居住。近日村委会联合村卫生所为村内老人开展健康评估义诊活动，你作为百家村卫生所的健康照护师，认为应该如何为孙爷爷进行社会健康评估？有哪些影响孙爷爷健康的因素？

模块二
老年人安全照护

本模块学习内容包括老年人用药安全照护、老年人生活安全照护所涉及的相关理论知识及照护措施。通过本模块的学习，了解影响老年人生活安全的因素，熟悉老年人药动学和药效学特点、用药原则、药物不良反应、安全照护评估内容，掌握老年人安全照护措施，促进学生理论与技能的有效融合，为照护对象提供全面、恰当、安全的照护服务。

学习情境一　老年人用药安全照护

老年人因各脏器的组织结构和生理功能逐渐出现退行性改变，影响了机体对药物的吸收、分布、代谢和排泄，而药物代谢动力学的改变又影响了药物的疗效。并且老年人常同时患有多种疾病，治疗中应用药物品种较多，药物不良反应发生率也会相应增高。本学习情境选择了老年人药动学和药效学特点、老年人用药原则及药物不良反应、老年人安全用药照护三个学习任务，通过相关知识的学习，掌握老年人用药安全照护措施，减少药物不良反应的发生。

任务一　老年人药动学和药效学特点

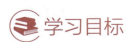
学习目标

1. 能够说出老年人药物代谢的特点。

2.能够说明老年人药动学和药效学的特点。
3.能够根据老年人药动学和药效学的特点评估分析用药特点。
4.能养成"以人为本"的职业理念,照护过程中具有爱心、耐心、细心。

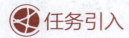任务引入

> 刘奶奶,75岁,频发室性早搏,医嘱给予胺碘酮片0.2g口服,1日3次,服用2天后改为胺碘酮片0.2g口服,1日1次,连续2周。刘奶奶出现病窦综合征,给予停药观察,2月余刘奶奶的血中还能查出该药含量。试从老年人药动学和药效学特点分析原因。

老年人由于各器官功能随年龄的增长而衰退,机体对药物的代谢和反应也会随之发生改变。在用药时应注意评估老年人药物代谢和药效学的特点,为指导老年人的合理用药提供依据。

一、老年人药动学特点

药物代谢动力学简称药动学,是研究药物在体内的吸收、分布、代谢、排泄过程及药物浓度随时间变化规律的科学。

1.药物吸收

药物的吸收是指药物从给药部位转运至血液的过程。大多数药物通过口服给药经胃肠道吸收后进入血液循环,到达靶器官而发挥效应。因此,胃肠道环境或功能的改变可能对药物的吸收产生影响。影响老年人胃肠道药物吸收的因素有以下几点。

(1)胃酸分泌减少导致胃液pH升高　老年人由于胃黏膜萎缩,胃壁细胞功能下降,导致胃酸分泌减少,胃液pH升高,会影响药物离子化的程度。如弱酸性药物阿司匹林在正常胃酸情况下吸收良好,而当胃酸缺乏时,其离子化程度增大,使药物在胃中吸收减少,从而影响药效。

(2)胃排空速度减慢　老年人胃蠕动减慢而使胃排空速度变慢,药物到达小肠的时间也会延迟。因此,药物的吸收延缓、代谢速率降低,到达有效血药浓度的时间推迟,这对在小肠远端吸收的药物或肠溶片有明显的影响。

(3)胃肠道和肝血流减少　胃肠道和肝血流量随年龄增长而减少。胃肠道

血流量减少可影响药物吸收速率。肝血流减少，使药物首过效应减弱，一些主要经肝脏氧化灭活的药物的消除减慢，使血药浓度升高。

（4）肠肌张力增加和蠕动减少　老年人肠蠕动减慢，肠内容物在肠道内停留时间延长，会使药物吸收增加。但胃排空延迟、胆汁和消化酶分泌减少等因素会影响药物的吸收。

（5）联合用药　由于老年人患病的多样性，往往多种药物同时应用，联合用药也会影响药物的吸收，如缓泻药与抗酸药可减少其他药物的溶解和吸收。口服药物多属被动转运，但对于按主动转运方式吸收的药物如B族维生素、维生素C、铁剂、钙剂等，因需要载体参与吸收而导致吸收减少。

2.药物的分布

药物的分布是指药物吸收进入体循环后向各组织器官及体液转运的过程。药物的分布不仅与药物的贮存、蓄积及清除有关，而且影响药物的效应。影响药物在体内分布的因素主要有以下几点。

（1）机体组成成分的改变　随着年龄的增长，人体总水量的绝对值及所占百分比逐渐减少，这就使水溶性药物如对乙酰氨基酚、乙醇、吗啡等分布容积减少。

（2）药物与血浆蛋白结合能力　药物进入血液循环后与血浆蛋白有不同程度的可逆性结合，其结合与游离呈动态平衡，只有游离型药物才能转运到达靶部位而发挥药理作用。而老年人血浆蛋白随年龄增长而减少，肝合成蛋白质的能力降低，药物与血浆蛋白的结合就减少，从而使游离型药物的浓度增加，导致药物作用增强，容易引起不良反应。如老年人在应用华法林后，游离药物浓度明显高于年轻人即与此有关。所以老年人用华法林时剂量应减少，以避免因游离血浆药物浓度过高导致的不良反应。

（3）药物与组织的结合能力　老年人脂肪组织增加，有代谢活性的组织逐渐被脂肪所代替，脂溶性药物如利多卡因、地西泮等药物的分布容积增大。药物的分布容积增大，将减少血浆药物浓度的峰值与不良反应。反之，分布容积变小，则会提高血药浓度，增加不良反应。

3.药物的代谢

药物的代谢是指药物在体内发生化学变化，又称生物转化。肝是药物代谢的主要器官。老年人肝血流量和细胞量比成年人降低40%～65%。肝脏微粒体酶系统的活性也随之下降，肝脏代谢速度只有年轻人的65%。因此，药物代谢减慢，半衰期延长，易造成某些主要经肝脏代谢的药物蓄积。并且由于老年人肝功能低下，对于一些药物分解的首关效应能力也降低。

4.药物的排泄

药物的排泄是指药物在老年人体内经吸收、分布、代谢后，最后以药物原型或其代谢物的形式通过排泄器官或分泌器官排出体外的过程。肾脏是大多数药物排泄的重要器官。老年人肾功能减退，包括肾小球滤过率降低、肾血流量减少、肾小管的主动分泌功能和重吸收功能降低。这些因素均可引起主要由肾以原形排出体外的药物蓄积，表现为药物排泄时间延长，清除率降低，导致作用增强或毒性反应增加。如青霉素、巴比妥类、氨基糖苷类抗生素、地高辛、磺胺类等药物都会由于老年人肾排泄的减少而致半衰期延长，导致药物在体内蓄积，出现不良反应。因此，老年人使用经肾排泄的药物时，应根据其肾清除率调节剂量或给药间隔时间，部分药物还应进行血药浓度监测。

二、老年人药效学特点

药物效应动力学简称药效学，是指药物对机体产生的效应。老年人的药效学随着年龄的增长而出现的变化比较复杂，其中除了由于老年人机体各器官结构和功能的退化、适应能力下降、内环境稳定的调节能力下降、肝肾功能减退等导致药动学的改变因素外，也与组织器官的反应性下降、受体数量与功能的改变、酶活性降低等因素有关。老年人疾病状态及联合多种用药又进一步影响老年人对药物的反应性。因此，临床用药过程中应充分考虑老年人的药效学特点。

1.对β受体激动药与阻滞药的敏感性降低

随着年龄的增长，心血管系统功能减退，交感神经控制血管感受器敏感性下降，心脏及自主神经系统反应障碍。这可能与β受体的数量或密度随年龄增长而减少、亲和力降低或腺苷酸环化酶的活性改变有关。因此，在临床上使用β受体激动药如异丙肾上腺素，会使其加快心率的效应减弱；而使用β受体阻滞药则作用增强，如普萘洛尔通过对β受体的阻滞，可使糖尿病患者服用降血糖药后引起致死性的低血糖症，在联合用药时尤其应引起注意。

2.对利尿药、抗高血压药的敏感性增高

老年人心血管系统与维持水及电解质平衡的内环境功能稳定性减弱，保护机体免受直立性低血压的内环境机制可能受损，在使用利尿药、β受体阻滞药、

亚硝酸酯类及吩噻嗪类等抗高血压药物时，即使血药浓度在正常范围，也可能引起长时间明显的直立性低血压。因此老年人在服用以上药物时应慎重控制或调整剂量，同时注意不良反应。

3.对中枢神经系统药物的敏感性增高

老年人脑血流量减少，脑内酶的活性减弱，受体数量和亲和力发生改变均会影响药效。老年人对镇静催眠类药物反应的敏感性高，半衰期延长，不良反应发生率较高。如老年人对抗惊厥药、三环类抗抑郁药、镇静催眠药等较敏感，用后可能严重干扰中枢神经系统的功能，出现精神错乱、烦躁、抑郁、过度兴奋、幻觉及失眠等不良反应。

4.老年人药物耐受性下降

老年人由于药物在体内滞留时间延长、消除缓慢，耐受性降低，使得中枢神经系统有些受体处于高敏状态。某些药物小剂量即可产生治疗作用，常规剂量即可出现较强的药理效应，出现耐受性降低的现象。

5.老年人对药物的依从性下降

依从性也叫顺应性，是指患者按照医生规定进行治疗，与医嘱一致的行为。老年慢性病的治疗效果与患者是否依从治疗方案用药密切相关。老年人对药物治疗的依从性差的原因是多方面的，包括记忆力减退，对药物知识缺少了解及忽视按规定服药的重要性等，因此老年人用药应尽量减少用药种类，治疗方案简单明了，用药目的、方法及注意事项应向患者和家属交代清楚，以提高患者的用药依从性。

思考与练习

一、单选题

1.药物代谢的主要器官是（　　　）。

A.肺脏　　　　　　　　B.肾脏　　　　　　　C.肝脏　　　　　　　　D.胃肠道

2.老年人对药物治疗的依从性差的原因不包括（　　　）。

A.记忆力减退　　　　　　　　　　B.对药物知识缺少了解

C.忽视按规定服药的重要性　　　　D.缺乏锻炼

二、问答题

1.试述影响老年人药物分布的因素。

2.试述老年人药效学特点。

058　老年健康照护

三、案例分析

王奶奶，75岁，有高血压史8年。长期服用氢氯噻嗪。

1.服用药物期间常见的不良反应有哪些？

2.如果出现胃肠道功能不稳定，不宜采用哪种剂型？

任务二　老年人用药原则及药物不良反应

学习目标

1.能够说出老年人用药原则。

2.能够识别老年人常见药物不良反应。

3.能养成"以人为本"的职业理念，为不同身体状况或者不同健康状况老年人提供安全有效的个性化用药指导。

任务引入

李大爷，76岁，有高血压病史，一直服用抗高血压药物和肠溶阿司匹林治疗。平时有关节炎的老毛病。最近受凉后关节疼痛又加重了，他没有到医院看病，就到药店买止痛药吃。在吃了几天止痛药之后，关节疼痛症状有所好转，他觉得有效果，就又连续吃了1周。2天前，他觉得头晕乏力，稍微活动后气喘而且解黑色大便。他来找健康照护师咨询，请问刘爷爷发生了什么事情？为什么？如何给予帮助？

老年人由于各器官储备功能及身体内环境稳定性随年龄而衰退，对药物的耐受程度及安全幅度均明显下降，药物不良反应发生率增高，应根据老年人用药原则合理用药。

一、老年人用药原则

1.合理用药原则

对症用药是取得满意疗效的前提和条件。老年患者是否需要采用药物治疗，以及何种药物治疗，医生需根据老年患者的病史、临床表现、体征及相关检查结果来确定。只有确诊疾病后，有明确的用药指征，才能确定是否需要开具药物治疗；在给老年人选用药物时，不但要熟悉药物的药理作用、适应证和不良反应等，还要了解老年人的特点和所患疾病以及治疗目的，有针对性地选择疗效好、不良反应小的有效安全药物。

2.药物剂量个体化原则

老年人由于机体的脏器功能相对衰退，药物的代谢能力减弱，对药物敏感性和耐受性的变化使老年人用药后的反应存在明显的个体差异，因此老年人使用药物的常规剂量一般为成年人剂量的1/2 ～ 3/4。最好根据老年人的年龄、体重、体质、病情和主要脏器的功能，综合确定给药剂量，实行个体化用药。在用药过程中应从小剂量开始，逐渐增量到最合适的剂量，直至最低安全有效的维持量。每次增加剂量前至少要间隔3个半衰期，以获得更大疗效和最小不良反应为准则。

3.合适的剂型和给药途径原则

老年人由于脏器功能、对药物的敏感性和耐受性及用药不良反应、依从性等多方面改变的情况，应尽可能寻找便于老年人应用的简便给药途径，如先外用后内服再注射。注意给药方法，减少药物对机体的损害，能外用药物治疗的可先选用外用药，能用内服药物治疗的就不用注射针剂。老年人多患慢性疾病而往往需要长期用药，因此，长期用药主要以口服给药为宜，许多老年人吞咽片剂或胶囊困难，尤其当剂量较大时，故老年患者宜选用颗粒剂、口服液或喷雾剂，病情危急者静注或静滴给药。由于老年人胃肠功能减退和不稳定，影响缓释、控释制剂的药物释放，但因胃排空及肠道运动减慢，又会使缓释、控释制剂释放增加、吸收增多而产生不良反应，所以老年人不宜使用控释、缓释制剂。

4.疗程、停药恰当原则

患急性疾病的老年患者，病情好转后应及时停药，不要长期用药，以减少药物不良反应的发生和耐受性的产生。在治疗过程中，一旦出现发热、皮疹、瘙痒或其他不正常现象，需立即减量或停用。少数药物则不可突然停用，否则将使疾病加重或引起其他不良反应，如抗癫痫药、抗帕金森病药和长期服用糖皮质激素等。所以应该在医生或药师的指导下调整药物或者调整剂量或者逐渐减量至停药。

5.密切观察药物不良反应和药物相互作用原则

老年人应用毒性较大或治疗窗口小的药物应进行血药浓度监测。如心血管疾病常用药物地高辛、强心苷，抗哮喘药物茶碱类，抗菌药物庆大霉素、妥布霉素、万古霉素，抗癫痫药物苯妥英钠以及某些抗肿瘤药物，在应用过程中应进行必要的血药浓度监测，密切观察用药后的反应，以便及时调整剂量，防止和减少不良反应或不良事件的发生，保证用药安全。服用降血糖药和调血脂药时应嘱患者注意饮食均衡，适当运动，按医嘱用药并定期进行血糖、血脂测定。对于有肝、肾等损害的药物，应定期监测肝、肾功能。对长期应用抗生素的老年人，应注意耐药性的产生。

老年人由于多种疾病并存，多需联合用药，但应尽量减少药物品种，因为联合用药种类越多，相互作用越复杂，不良反应发生率越高。因此应针对主要疾病，根据治疗需要合理地联合用药，尽可能减少用药种类，最好在5种以下，切忌随意联合用药，以提高疗效，减少毒副作用。

6.最适宜的服药时间原则

根据时间生物学和时间药理学的原理，选择最适宜的用药时间进行治疗。服药时间应顺应人体的生物钟规律，一般利尿药、肾上腺皮质激素类、抗高血压药、抗抑郁药、驱虫药、氨茶碱等宜清晨服用；胃黏膜保护药、促胃动力药、抗酸药、利胆类药、降血糖药等宜餐前服用；助消化药、肝胆辅助药宜餐中服用；非甾体抗炎药、维生素类、H_1受体阻断药等宜餐后服用；平喘药、催眠药、血脂调节药、抗过敏药等宜睡前服用。因此，选择适宜的服药时间，可以增强药物的治疗效果，提高生物利用度，减少和避免药物的不良反应。同时尽可能将所用药物的服药时间调整一致，从而增加老年人用药的依从性，保证治疗效果。

二、老年人常见药物不良反应

药物不良反应是指在使用治疗量的情况下，由于药物或药物相互作用而发生与防治目的无关的、不利或有害的反应，包括药物副作用、毒性作用、变态反应、继发反应和特异性遗传素质有关的反应等。老年人由于药动学的改变，各系统、器官功能及代偿能力逐渐衰退，机体耐受性降低，患病率上升，对药物的敏感性发生变化，药物不良反应发生率增高。老年人用药常见的不良反应可能会因个体差异、药物种类和剂量等因素而有所不同。以下是老年人常见的药物不良反应。

1.消化系统不良反应

老年人可能更容易出现胃肠道不适，如恶心、呕吐、腹胀、腹泻、便秘等。这可能是由于老年人的消化系统功能减退、胃肠道的代谢能力下降等因素导致的。

2.中枢神经系统不良反应

老年人中枢神经系统，尤其大脑最易受药物作用的影响。老年人对药物的敏感性较高，可导致神经系统的毒性反应，可能更容易出现头晕、头痛、注意力不集中、嗜睡、失眠等中枢神经系统不适症状。某些药物还可能引起认知功能障碍、抑郁、焦虑等精神症状。如吩噻嗪类、洋地黄、抗高血压药和吲哚美辛等可引起老年抑郁症；中枢抗胆碱药苯海索可致精神错乱；阿尔茨海默病患者使用中枢抗胆碱药、左旋多巴或金刚烷胺，可加重痴呆症状。长期使用咖啡因、氨茶碱等可导致精神不安、焦虑或失眠。长期服用巴比妥类镇静催眠药可致惊厥，产生身体及精神依赖性，停药会出现戒断症状。

3.心血管系统不良反应

老年人血管运动中枢的调节功能没有年轻人灵敏，压力感受器发生功能障碍，即使没有药物的影响，也会因为体位的突然改变而产生头晕。而老年人常伴随有心血管疾病，使用抗高血压药、三环类抗抑郁药、利尿药、血管扩张药时，尤其易发生心血管系统的不良反应，如心律失常、血压波动、心悸、直立性低血压等。因此，在使用这些药时应特别注意。

4.药物过敏反应

老年人更容易对药物产生过敏反应，表现为皮肤瘙痒、荨麻疹、皮疹、呼吸困难等。对于某些药物，老年人可能还会出现药物过敏性休克等严重过敏反应。

5.耳毒性

老年人易受药物的影响产生前庭症状和听力下降。主要症状有眩晕、头痛、恶心和共济失调、耳鸣、耳聋等。年老体弱者应用氨基糖苷类抗生素和多黏菌素类可致听神经损害。因此，老年人使用氨基糖苷类抗生素时应减量，最好避免使用此类抗生素和其他影响内耳功能的药物，如必须使用时应减量。

6.肝肾功能损害

随年龄增加，肝、肾功能减退，很容易因血药浓度过高而发生毒性反应，其中以肝、肾功能的损害较为常见。肾毒性大的药物，如氨基糖苷类、万古霉素、多黏菌素类等尤应慎用。老年人由于易感病原菌种类的不同，常应用高效、广谱抗生素，疗程较长时应注意监测肝、肾及造血功能，并注意防止二重感染。

7.药物毒性

老年人由于各器官组织结构与生理功能均出现退行性改变,服用某些药物中毒的危险性增加。老年人服用属于高危险的常见药物有:①止痛药吲哚美辛、保泰松、哌替啶、喷他左辛等。②镇静催眠药苯二氮䓬类、巴比妥类、苯海拉明、甲丙氨酯等。③抗抑郁药阿米替林、多虑平、丙米嗪等。④心血管类药地高辛、双嘧达莫、丙吡胺、甲基多巴、利血平等。⑤胃肠解痉药颠茄生物碱、东莨菪碱等。⑥抗组胺药溴苯那敏、氯苯那敏、曲比那敏、苯海拉明、赛庚啶、羟嗪、异丙嗪等。⑦降血糖药氯磺丙脲等。

思考与练习

一、单选题

1.药物的不良反应是指下列哪种情况下发生的(　　)。
  A.治疗量　　　　B.大剂量　　　　C.有效量　　　　D.中毒量
2.促进胃动力药的最佳服药时间是(　　)。
  A.早晨空腹　　　B.饭前　　　　　C.饭后　　　　　D.睡前

二、问答题

1.老年人常见的药物不良反应有哪些?
2.试述老年人的药物应用原则。

三、案例分析

刘大爷,65岁,高血压病史5年,长期服用氢氯噻嗪。近期经常出现口干、烦渴。

1.患者出现的口干、烦渴应该考虑是什么情况?
2.为了有效控制血压,应该对本患者进行哪些安全用药指导?

任务三　老年人用药安全照护

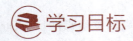

学习目标

1.能够指导老年人药品的储存方法。
2.能够知道常用药物的用法,会观察常用药物的不良反应及使用注意事项。

3.能够根据需求,协助老年人用药。

4.能养成"以老年人为中心"的职业理念,照护过程中具有爱心、耐心、同理心。

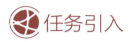

> 王奶奶,67岁,家住某小区×幢××室,退休前为企业会计,无烟酒嗜好。平时身体健康,近1周来出现头痛、头晕、疲倦,去医院就诊,测血压160/95mmHg,医嘱每日监测血压,规律服用抗高血压药物厄贝沙坦150mg,每日一次。你作为健康照护师,请为王奶奶做好安全用药指导,并协助王奶奶服药。

随着年龄增大,机体内环境发生相应变化,老年人由于肝、肾、脑等各器官功能减退,药物在体内的吸收减少、分布变化、代谢和排泄减慢等,老年人的用药安全范围变窄,容易发生蓄积中毒,而老年人常患有多种慢性疾病,同时服用多种药物,用药时间较长,药物之间的相互作用比较复杂,容易发生不良反应。因此需要明确用药注意事项,观察药物不良反应,指导老年人正确服用药物。

一、药品正确保存

为确保药品安全有效,应按其不同性质和剂型特点在适当条件下进行存放保管,如果保管条件不当,可能会使药品变质,影响疗效,甚至产生毒性反应,对机体造成危害。而药品的保管过程中要考虑温度、湿度和光照等重要因素,保管药品时还要按药品标签或说明书中规定的时间进行贮存。

1.分类放置

药品的存放应按内服药、外用药、注射药等分开存放,可以设置小药柜或小药箱,在药柜或药箱上标注"内服药""外用药""注射药"等。

2.根据药品的性质妥善保管药品

(1)易受光线影响而变质的药品的存放 易受光线影响而变质的药品如维生素C、维生素B$_1$、维生素B$_2$、氨茶碱、吲达帕胺、布洛芬、硝酸甘油、普罗碘胺滴眼液、利巴韦林等需遮光保存，要放在阴凉干燥、避免阳光直射的地方，可装入棕色瓶或用黑色纸包裹容器存放。

（2）易受湿度影响而变质的药品的存放　易受湿度影响而变质的药品如维生素C、维生素 B_1 、维生素 B_6 、氨茶碱、阿卡波糖片、阿司匹林片、甘油栓、克霉唑栓等应放在阴凉干燥处，控制室内相对湿度在35%～75%。

（3）易受温度影响而变质的药品的存放　不耐高温的药品，可根据药品的性质要求分别存放于"阴凉处""凉暗处""冷处"等。如克拉霉素片、维拉帕米片应放在阴凉处；头孢克洛片、枸橼酸铋钾颗粒、乳酶生片应放在凉暗处；胰岛素应放在冷处。

3.药品的存放位置与条件

一般情况下，药品应固定放在老人容易拿取的位置，要放在阴凉、干燥、避光的清洁处。部分药品需要冷藏保存如胰岛素，但开瓶的胰岛素放在室温下即可。

4.定期检查

药品存放建议使用原包装盛装存放，在存放期间要定期检查，凡没有标签或标签脱落的、标签模糊辨识不清的、超过有效期的均不可继续使用；药物有变色、混浊、发霉、沉淀等现象，应停止使用。

二、协助用药方法

1.给药途径

给药途径可直接影响药物的起效快慢和作用强弱，不同的给药途径，药物的吸收速度和吸收程度不同，药物的作用强弱和起效快慢也不同，而用药目的不同，给药途径往往也不同，有些药物的给药途径不同，作用也不同，如硫酸镁口服发挥导泻作用，肌内注射则起抗惊厥、降压的全身作用。因此可根据病情的需要和制剂特点选择适当的给药途径。

常用的给药途径有口服给药、舌下含服、吸入给药、皮肤黏膜用药、注射给药（包括皮内注射、皮下注射、肌内注射、静脉注射）、插入给药（包括直肠、阴道给药）等。常用给药途径吸收速度快慢的顺序为吸入＞舌下含服＞直肠给药＞肌内注射＞皮下注射＞口服＞皮肤给药。

2.常用给药方法及注意事项

（1）口服给药法　口服给药是最常用的给药途径，主要适用于片剂、丸剂、胶囊剂、颗粒剂、溶液剂等。优点是适用范围广、安全、方便、经济；缺点是吸收慢、起效慢、不适用于急救，意识不清、呕吐不止、禁食的患者不宜使用。

注意事项：严格执行查对制度，做到"三查八对"；用温水送服，不宜用茶水、饮料等送服；根据用药目的，明确服药时间，如健胃药应饭前服，助消化和对胃黏膜有刺激的药物应在饭后服用，催眠药在睡前服等；服用止咳糖浆时不宜稀释，服后不宜立即饮水；了解药物的常见不良反应：对牙齿有腐蚀作用的液体制剂建议用吸管吸服后用清水漱口，服用头孢菌素类等抗生素禁止饮酒以免引起双硫仑样反应，服用磺胺类药物后要多饮水以减少对肾脏的损害等。

（2）舌下含服法　通过舌下黏膜中丰富的毛细血管吸收药物发挥作用，主要适用于脂溶性高、用量小的药物，如硝酸甘油。优点是药物吸收快、起效快、可避免胃肠刺激、绕过首过效应；缺点是吸收面积小、吸收药量少。

注意事项：药片要自然融化，不可嚼碎或吞服；含化硝酸甘油时宜采取坐位或半卧位，不宜站立含药，服药后最好休息15～20分钟以免发生意外。

（3）吸入给药法　指借助于一定的装置，将药物或水分分散成较小的雾滴，经过鼻和口吸入的给药方法。常用的方法有超声雾化吸入法、氧气雾化吸入法、手压式雾化吸入法等。优点是吸收迅速、起效快、用药量少、不良反应小。

① 超声雾化吸入法：是利用超声波声能，将药液变成细微的气雾，由呼吸道吸入的方法。

操作步骤：检查雾化装置—连接雾化器各部件—在水槽内加足量的冷蒸馏水—核对—加药—协助老人取舒适体位（坐位、半坐卧位或侧卧位）—再次核对—开始雾化，定时，调节水温—结束雾化—整理。

注意事项：水槽和雾化管内始终要有足量的蒸馏水，水温不宜超过50℃；注意保护雾化器中的晶体换能器和透声薄膜；使用面罩雾化时，告知老人雾化前不要涂抹油性面膏，雾化后立即洗脸并及时漱口；雾化后指导老人正确咳嗽，以帮助排痰。

② 氧气雾化吸入法：是利用一定压力的氧气高速产生的气流，使药液形成雾状，随吸气进入呼吸道的方法。

操作步骤：检查氧气吸入装置—核对—连接各部件—调节氧流量—协助老

人取舒适体位—再次核对—开始雾化—结束雾化—整理。

注意事项：操作时应远离火源，确保用氧安全；雾化时氧流量不宜过大；雾化过程中如出现疲劳等不适症状应停止雾化，必要时告知医护人员；氧气湿化瓶内勿盛水，以免其中的液体进入雾化器而影响疗效。

③ 手压式雾化吸入法：将药液预置于雾化器内的送雾器中，将雾化器倒置，用拇指按压雾化器顶部，便可喷出细微的气雾药液。

操作步骤：瓶身倒置，摇匀—除去罩壳帽—核对—协助老人取舒适体位—嘱其缓慢呼气—将口含嘴含在口中，对准咽喉，在深吸气的同时立即按压阀门，使药雾充分吸入—屏息10秒。

注意事项：雾化结束后清洁口腔；雾化器使用后应放置在阴凉处保存。

（4）插入给药法　插入给药法分直肠插入给药法和阴道插入给药法，一般适用于栓剂。优点是可以避开首过效应，不良反应少；缺点是吸收面积小，吸收量小。

① 直肠插入法

操作方法：协助老年人取侧卧位，膝部弯曲，暴露肛门，戴指套或手套，嘱老年人尽可能放松，将栓剂插入肛门，并用食指将栓剂沿直肠壁向里推送6～7cm，保持该体位15分钟。

注意事项：严格执行查对制度；注意保护老年人隐私。

② 阴道插入法

操作方法：协助老年人取屈膝仰卧位，铺橡胶单及治疗巾于会阴部，温水清洗外阴，一手戴上指套或手套，取出栓剂，嘱老年人尽量放松，将栓剂沿阴道下后方轻轻送入约5cm，达阴道穹隆，嘱老年人保持该体位至少15分钟，操作后整理。

注意事项：严格执行查对制度；注意保护老年人隐私。

（5）皮肤给药法　将药物直接涂于皮肤，发挥局部作用的给药方法。常用的药物有溶液、膏剂、粉剂等多种剂型。

操作方法：操作前准备—评估老年人的心理状态、合作程度及局部皮肤情况—核对、解释—涂药前温水或中性肥皂水清洁局部皮肤—局部涂药（药物剂型不同，照护方法不完全一致）—整理用物—注意观察给药后的反应。

注意事项：用药后注意观察局部皮肤的情况，如红肿、瘙痒、皮疹等，如有及时告知照护人员。

模块二　老年人安全照护　**067**

三、密切观察和预防药物不良反应

1.老年人用药不良反应的观察及处理

老年人药物不良反应发生率高，照护人员要密切观察老年人用药后的不良反应，并及时处理。

（1）详细评估老年人的用药史、药物的过敏史、肝肾等器官的功能情况，引起不良反应的药物有哪些，引起了哪些不良反应，了解老年人目前使用的药物有哪些？评估老年人对使用药物的了解情况。

（2）熟悉老年人使用药物的常见不良反应。

（3）照护人员要密切观察老年人用药后的反应，并教老年人和家属学会观察，一旦出现不良反应要立即停药，咨询医师后根据医嘱调节用量或更换其他药物。如用药后体位变化可能会出现头晕等不良反应，要告知其直立、起床时动作要缓慢，避免发生直立性低血压。如果出现恶心、呕吐等不良反应，要告知老年人将头偏向一侧，保持呼吸道通畅，防止呕吐时窒息。

（4）要加强观察老年人的病情变化，必要时监测老年人的生命体征。

2.老年人药物不良反应的预防

老年人的肝肾等器官功能减退、常需同时服用多种药物等，使不良反应的发生率较年轻人高，生活中要协助老年人正确用药，尽可能避免药物的不良反应。

（1）严格遵医嘱协助老年人服药，不得私自加量、减量或停药；不得私自更改服药时间和给药间隔。对于吞咽困难的老年人，照护者要咨询医护人员决定是否可以将药物切割成小块或研碎服用。

（2）老年人连续在家用药时间不宜过长，应定期到医院复查，根据疾病症状的控制情况进行药物和剂量的调整。

（3）老年人选择使用非处方药时，要十分慎重，要根据个人的生理、病理条件选择药物，对于吞咽困难的老年人不宜选用片剂、胶囊制剂，宜选用液体制剂，胃肠功能不稳定的老年人不宜选用缓释剂等。老年人服用非处方药时，要严格按照药物说明书或标签的说明服用药物，一般从成年人剂量的1/4开始，逐渐增大至3/4，同时要注意个体差异，不断调整剂量以取得最小剂量的最佳效果；要严格按说明书中的服药时间和给药间隔服药，如饭前、饭后或睡前服等。

（4）对长期服用某一种容易出现毒性反应的药物，如服用地高辛时，要告知老年人注意定期监测血药浓度。

（5）老年人对服用的药品有疑问时，需再次核对无误或咨询医师后方能给药，并要向老年人解释说明。

（6）协助有精神疾病的老年人服药后，需要检查药物是否全部咽下，避免药物在口腔内存留。

（7）协助老年人服药时，可根据老年人的身体状况采取站立位、坐位或半卧位，对卧床老年人尽可能地协助其坐位或半卧位，平卧位服药容易发生误咽、呛咳；服药前需先饮一小口水湿润口腔，服药中需多喝水，一般不少于100mL，防止药片滞留在食管狭窄处。

知识拓展

《中国药典》2020年版规定的温湿度贮藏要求如下。

（1）冷处　2～10℃。

（2）阴凉处　不超过20℃。

（3）凉暗处　避光并不超过20℃。

（4）常温　10～30℃。

（5）除另有规定外，贮藏项下未规定贮藏温度的一般系指常温。

（6）储存药品相对湿度　35%～75%。

思考与练习

一、单选题

1.最常用的给药途径是（　　）。

A.口服给药　　　　B.注射给药　　　　C.舌下含化给药　　　　D.皮肤给药

2.常用给药途径吸收速度快慢的顺序正确的是（　　）。

A.吸入＞舌下含服＞口服给药＞肌内注射

B.舌下含服＞直肠给药＞口服给药＞皮下注射

C.肌内注射＞皮下注射＞口服＞皮肤给药

D.吸入＞舌下含服＞皮下注射＞肌内注射

二、问答题

1.简述老年人药品放置的位置及条件。

2.老年人常用的给药方法有哪些?

三、案例分析

李奶奶,65岁,无烟酒嗜好,患高血压病10年,遵医嘱服用抗高血压药物及规律监测血压,血压控制得比较稳定,近1周来突然出现头晕、恶心,偶有心前区不适,到医院就诊,医师给予调整药物剂量,嘱李奶奶如出现心前区不适可舌下含化硝酸甘油片0.5mg。你是日间照护中心的照护师,今天去李奶奶家指导李奶奶舌下含服硝酸甘油。你应如何为李奶奶提供用药安全照护和指导?

学习情境二　老年人生活安全照护

老年人由于各组织功能退化，神经反射减弱，视力下降，听力减退，反应不灵敏，多种疾病共存等因素容易发生意外伤害。本学习情境选择了跌倒、坠床、误吸、走失、烫伤五个学习任务，通过相关知识的学习，掌握老年人生活安全照护措施，预防意外伤害的发生。

任务一　跌　倒

学习目标

1. 能够说出跌倒的原因及危险因素。
2. 能够对老年人进行全面、准确的照护评估，明确照护需求。
3. 能够根据照护需求为老年人提供全面、恰当的预防跌倒和跌倒发生时紧急处理的照护措施。
4. 能养成"以人为本"的职业理念，照护过程中具有爱心、耐心、细心、同理心。

任务引入

夏奶奶，85岁，2年前被诊断为帕金森病，行动迟缓和僵硬。由于疾病导致情绪不佳，经常失眠。丈夫半年前去世后，她与女儿共同生活，但白天独自在家。最近经常诉全身疼痛，女儿陪同就医后诊断为骨质疏松，给予阿仑膦酸钠药物治疗。你作为健康照护师，该如何为夏奶奶提供跌倒的照护评估、预防和紧急处理措施？

模块二 老年人安全照护 **071**

跌倒是指个体突发的、不由自主的、非故意的体位改变，脚底以外的部位停留在地面或者更低的地方。是一种不能自我控制的意外事件。老年人跌倒的发生率高，是伤残和死亡的重要原因之一。老年人一旦发生跌倒，极易导致外伤、骨折、脑震荡甚至卧床不起，严重危害身心健康，也给家庭和社会带来相当的负担。

一、危险因素

1.生理因素

老年人步态稳定性下降，平衡功能受损，是引发跌倒的主要原因。

随年龄的增长，中枢神经系统退行性改变，中枢控制能力下降，智力、肌力、肌张力、感觉、反应能力、反应时间、平衡能力、步态及协同运动能力下降，使跌倒的危险性增加。行走时常因谨慎小心、缓慢踱步，造成步幅变短、行走不连续、足不能抬到合适的高度，以致易引发跌倒。

随年龄的增长，感知觉系统退行性改变，视力、视觉分辨率、视觉的空间感/深度感及视敏度下降、听力下降、老年性耳聋、耵聍堵塞影响听力；触觉下降，前庭功能和本体感觉退行性减退，导致老年人平衡能力降低等，均增加跌倒的危险性。

随年龄的增长，运动系统结构、功能损害和退化，尤其老年女性骨质疏松，是引发跌倒甚至髋部骨折的常见原因。股四头肌力量减弱，也使老年人抬脚高度不够、行走缓慢、步态不稳，增加跌倒的危险性。

2.病理因素

凡是能导致老年人步态不稳、平衡功能受损的急慢性疾病均可能诱发跌倒。心血管疾病如高血压、直立性低血压、椎-基底动脉供血不足等；神经系统疾病如痴呆症、帕金森病等；运动系统疾病如颈椎病、骨质疏松症、足或脚趾的畸形等；感觉系统疾病如白内障、偏盲、青光眼、黄斑变性、梅尼埃病等；心理及认知因素如焦虑症、抑郁症等；其他如昏厥、眩晕、惊厥、感染、肺炎及其他呼吸道疾病、血氧不足、贫血、脱水以及电解质紊乱，均会导致机体的稳定能力受损。老年人泌尿系统疾病，伴尿频、尿急、尿失禁等症状，匆忙去洗手间、排尿性晕厥等也会增加跌倒的危险性。

3.药物因素

某些药物通过影响人的意识、精神、视觉、步态、平衡等方面而容易引起跌倒。精神类药物如抗抑郁药、抗焦虑药、催眠药、抗惊厥药等；心血管药物如抗高血压药物、利尿药、血管扩张药等；其他如抗帕金森病药、降血糖药、非甾体抗炎药、镇痛药等。

4.精神因素

痴呆或精神病患者容易发生跌倒，如跌倒是阿尔茨海默病最早的特征。沮丧、抑郁、焦虑、情绪不佳均可导致跌倒的危险，削弱老年人的注意力，导致对环境危险因素的感知和反应能力下降。另外，害怕跌倒也使行为能力降低，行动受到限制，从而影响步态和平衡能力而增加跌倒的危险。

5.环境因素

居住环境内昏暗的灯光，湿滑、不平坦的地面，影响行动的障碍物，家具的高度和摆放位置不合适，楼梯台阶，卫生间没有扶栏、把手等都可能增加跌倒的危险；户外环境因素如台阶和人行道破损、雨雪天气、拥挤等都可能引起老年人跌倒；居住环境发生改变，不合适的穿着如鞋的尺寸不合适、鞋底不防滑、裤腿或睡裙下摆过长，行走辅助工具如拐杖不合适等。

6.社会因素

老年人的教育和收入水平、卫生保健水平、享受社会福利服务的途径、公共环境的安全设计、老年人是否独居、社交程度等都会影响其跌倒的发生。

二、照护评估

1.一般状况评估

评估老年人年龄、性别、文化背景、精神状态、对跌倒相关知识的掌握情况、评估认知、自理能力。评估既往史，了解过去是否有跌倒历史，最近一次跌倒情况，是否有惧怕跌倒的心理，既往的疾病及诊治、用药史等是否与跌倒有关。

2.症状评估

评估跌倒前后身体状况，跌倒前老人是否有头痛、头晕、胸痛、胸闷、心悸、口齿不清等症状，检查跌倒后老人意识是否清晰，有无记忆丧失，检查面容、姿势、生命体征、听觉、视觉、神经功能等，全面检查头部、胸腹部、四肢等的情况，是否出现与跌倒相关的受伤如软组织的损伤、出血、行动障碍、疼痛、骨折、大小便失禁等，重点检查着地部位、损伤部位，评估损伤严重程度。

3.风险评估

可使用老年人跌倒风险评估量表进行跌倒风险评估，见表2-2-1-1。

表2-2-1-1　老年人跌倒风险评估量表

	风险	权重	得分		风险	权重	得分
精神状态	谵妄	3		跌倒史	有跌倒史	2	
	痴呆	3			因跌倒住院	3	
	兴奋行为异常	2		用药史	新药	1	
	精神恍惚	3			心血管药	1	
自控能力	失禁	1			抗高血压药	1	
	频率增加	1			镇静催眠药	1	
	留置导尿	1			戒断治疗	1	
睡眠状况	多醒	1			降血糖药	1	
	失眠	1			抗癫痫药	1	
	夜游	1			麻醉药	1	
运动	步态异常、假肢	3			其他	1	
	辅助设施行走	3		相关病史	精神科疾病	1	
	旁人辅助行走	3			骨质疏松症	1	
感觉障碍	视觉受损	1			骨折史	1	
	听觉受损	1			低血压	1	
	感觉性失语	1			药物、乙醇戒断史	1	
	其他情况	1			缺氧症	1	
					年龄≥80岁	3	

结果评定：1～2分为低危；3～9分为中危；10分及以上为高危。

4.现场评估

评估跌倒的环境，跌倒的时间，跌倒的性质，跌倒的原因，跌倒时老人正在做什么，跌倒着地的部位，老人跌倒后是否能够独立站起，现场的诊疗情况，跌倒的预后和疾病负担，以及现场其他人员看到的相关情况。

三、照护措施

1.跌倒的紧急处理

（1）判断伤情　发现老年人跌倒，不要急于扶起，应根据跌倒的原因与后果做相应处理，以免造成二次损伤。

对意识不清者，如呼吸、心跳骤停，立即心肺复苏，心跳、呼吸存在的，测量生命体征、血糖并观察瞳孔，呼叫医护人员或120共同救治。

意识清楚者，询问跌倒前后的情况，是否记得跌倒过程，如不能，可能为晕厥或脑血管意外；有剧烈头痛或口角歪斜、言语不利、手足无力等提示脑卒中可能；有饥饿感，出冷汗，可能低血糖；有肢体疼痛、畸形、关节异常、肢体位置异常等，可能骨折迹象；有腰背部疼痛，双腿活动或感觉异常，小便失禁等提示腰椎受损。

（2）对症处理　病情判断不适合搬动的，要立即呼叫医护人员或120共同救治，避免搬动加重病情。如需搬运应保证平稳，尽量保持平卧姿势。有外伤出血者，立即止血、及时清创，敷料包扎；有低血糖迹象，立即给予糖水口服，必要时建立静脉通路补充葡萄糖；有呕吐者，立即协助将头偏向一侧，并清理口腔、鼻腔呕吐物，保证呼吸通畅；有抽搐者，移至平整处或身体下垫软物，防止擦碰伤，必要时给予上下牙间垫物，防止舌咬伤，生命体征平稳后移位病床，保持休克卧位。

（3）一般照护　稳定情绪，预防再次跌倒。病情判断无异常情况，可协助老年人或让老人自行缓慢起立，坐、卧休息并观察，确认无碍后方可离开。后期严密观察生命体征、意识、身体情况，警惕内出血和休克现象发生。

2.跌倒长期照护

老年人跌倒后伴有不同程度的身体损伤需要长期卧床或长期照护的，要指导并协助预防压疮、肺部感染、尿路感染等并发症。指导并协助老年人进行相应的功能锻炼、康复训练，预防失用性综合征的发生，促进身心功能康复。

3.跌倒的预防

（1）居家环境　居住环境温湿度适宜，以免老年人因为体温较低身体活动度降低，容易产生跌倒危险，或者环境过于闷热造成中暑晕厥；地面高低无落差、无门槛、无障碍物影响活动，地砖或地板防滑，地毯无隆起，楼梯设计双向扶手，楼梯口或门口不放杂物，家具的摆设位置固定、合理、高度适中，电线、插线板固定于墙面；室内照明保持明亮自然、强度适中，照明开关位置明显，安装夜灯便于老人起夜，座椅、沙发有扶手，衣服用物放置易取，家具安装防撞条；卫浴设备两旁安装适当高度的扶手，设置呼叫铃，洗漱间地面防滑或铺吸水性强的防滑垫。

（2）个人防护　老人衣着合身、鞋子合适，避免衣裤过长过宽、鞋子老旧或者磨损严重、穿拖鞋，以免行走时被踩到或鞋子不防滑，造成跌倒的风险；可以使用辅助行走器具如拐杖、助步器及轮椅等，拐杖要选用长度适宜、触地面积较大的，辅助工具调整到高度合适并将其放置于触手可及的位置；视觉、听觉或其他感知障碍的老年人应佩戴合适的眼镜、助听器。

（3）外出准备　外出尽量有人陪伴，尤其有跌倒危险的老年人。老年人单身外出时，随身携带记录姓名、年龄、住址、联系方式、血型、自身疾病等个人信息的卡片，方便联络家人，同时有利于急救人员对病情做出及时准确的判断。雨雪天气、夜间及能见度较低时尽量不出行。

（4）安全用药　要提醒并多注意服用可能会引起头晕眼花、肢体无力、直立性低血压等不良反应药物的老人，防止跌倒的风险，尽量24小时有人看护。指导老年人按医嘱正确服药，不得随意加减药物，避免自行同时服用多种药物，严格控制用药剂量，注意用药后的反应。

（5）生活方式　增强防跌倒的知识和意识，告知老年人及其家属发生跌倒时的紧急处理措施，同时告知在紧急情况下如何寻求帮助；起立、下床时放慢速度；坚持参加适宜、规律的体育锻炼，加强肌肉力量、柔韧性、协调性、平衡能力、灵活性，减少跌倒的发生；积极治疗疾病；加强膳食营养，多食富含钙质、蛋白质和多种维生素的食物，适当运动，多晒太阳，避免饮食过于清淡，预防营养不良、肌肉无力、骨质疏松、机体抵抗力下降，减少跌倒风险或减轻跌倒后的损伤严重程度。

（6）心理支持　关心老人，帮助老年人与家人多交流，营造良好的家庭生活氛围，避免老人情绪波动，帮助消除跌倒恐惧症等心理障碍。对不服老、不愿意麻烦别人、有怕跌倒心理的老年人，要多沟通交流，缓解其焦虑、抑郁、害怕情绪，以免这样的心理状态导致对危险环境的感知及反应能力下降，增加老年人摔倒的概率，限制了老年人的活动，降低了生活能力。

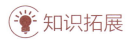

跌倒损伤严重程度分级

0级：无伤害。

Ⅰ级：不需要或只需要稍给治疗与观察即可的伤害程度，如皮肤擦伤、软组织挫伤以及不需外科缝合处理的皮肤小裂伤。

Ⅱ级：需要采用缝合、外固定等医疗措施的伤害程度，如关节扭伤、软组织撕裂伤、挫伤等。

Ⅲ级：需要继续住院医疗及他科会诊等医疗措施的伤害程度，如骨关节损伤、意识丧失、精神或躯体状态改变等。

Ⅳ级：死亡。

思考与练习

一、单选题

1.81岁的徐奶奶，有高血压史，1个月前因脑栓塞跌倒入院，幸无骨折，日前出院后入住夕阳红养老社区。根据跌倒风险评估，其再跌倒危险性是（　　）。

A.正常，无跌倒风险　　　　　　B.低危风险

C.中危风险　　　　　　　　　　D.高危风险

2.根据跌倒损伤严重程度分级，皮肤撕裂伤需要缝合，属于（　　）。

A.Ⅰ级　　　　B.Ⅱ级　　　　C.Ⅲ级　　　　D.Ⅳ级

二、问答题

1.试简述引起跌倒的危险因素。

2.试述跌倒的照护评估。

三、案例分析

顾爷爷，83岁，2型糖尿病病史，患有糖尿病白内障，使用胰岛素注射治疗，最近1周常常有出汗、头晕现象，昨天左小腿处不小心烫伤，伤口目前有3cm×4cm大小，稍有渗液，因为疼痛，行走有点困难。今天家人都上班了，老伴去超市购物，顾爷爷独自在家。你是社区照护中心的照护师，今日预约上门为顾爷爷伤口换药，请问你应该如何给顾爷爷提供跌倒预防的健康指导？

任务二　坠　床

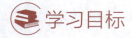

1.能够说出坠床的病因与发生因素。

2.能够对老年人进行全面、准确的照护评估，明确照护需求。

3.能够根据照护需求为老年人提供全面、恰当的照护措施。
4.能养成"以人为本"的职业理念，照护过程中具有爱心、耐心、同理心。

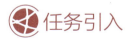

任务引入

> 王先生，83岁，最近2个月经常半夜醒来后难以入睡，目前正在服用艾司唑仑。另外，王先生有10年的高血压病史和服药史。你作为健康照护师，该如何为王先生提供坠床的照护评估、预防和紧急处理措施？

坠床是指从床上坠落到地上或更低的平面上。老年人坠床致残率高、死亡率高，一旦发生将会严重影响老年人的身体健康、生活质量甚至生命安全。

一、危险因素

坠床是由环境因素、疾病因素、生理与心理因素、药物因素以及家庭因素等各种因素相互作用引起的。

1.环境因素

导致老年人坠床的环境因素主要是睡卧不合适的床，如无床沿床挡、床的稳定性差、床铺过高等。另外，居室光线不足、对新环境不熟悉以及老年人常用设施物品未能随手可取等也都是坠床的危险因素。

2.疾病因素

老年人存在白内障、耳聋、帕金森病、高血压、脑卒中后遗症、骨质疏松症和大小便频繁等会间接或直接影响人体平衡能力。另外，老年人起床后因体位改变引起的直立性低血压、一过性脑缺血以及因饥饿产生的低血糖等都可能出现眩晕而发生坠床。

3.生理与心理因素

老年人生理功能退化，肌肉力量减弱，肢体协调能力降低，中枢处理能力下降，身体容易失衡造成坠床。另外，有些老年人个性固执，不服输、不服老，不愿求助他人，常逞强去做一些自己力所不及的事情产生坠床的隐患。

4.药物因素

任何会产生头晕、眩晕、混乱、心律不齐、直立性低血压、延缓反应时间、认知功能障碍、步态不稳等作用的药物，都会增加坠床的概率，如抗高血压药、降血糖药、化疗药、镇静催眠药、利尿药、止痛药和缓泻药等。

5.家庭因素

有的老年人常常家中无人照顾甚至常年独居，有的老年人因家人或护理人员关心不够、照顾不周、不能及时发现和满足照护老年人的需求。

二、照护评估

1.一般状况评估

评估老年人年龄、意识、生活习惯、活动能力、现病史及既往史、用药史、有无坠床史及发生频率等。评估睡卧环境是否安全，光线、地面、床铺、常用物品摆放等是否合理。

2.症状评估

评估老年人坠床时间、地点、周围环境、坠床前症状、坠床后损伤。评估老年人生命体征、意识状态、面容及姿势，询问老年人有无疼痛、疼痛程度、疼痛部位等，检查是否存在出血、红肿、外伤、骨折等情况，并检查其严重程度。

3.认知功能及日常生活能力评估

使用简易智力状态检查（MMSE）、简易操作智力状态问卷（SPMSQ）或画时钟法用以评估老年人认知功能（详见老年失智症患者的健康照护）。使用Katz ADL量表、Barthe IADL量表或Lawton ADL量表等用以评估基本自理能力。

4.坠床危险评估

序号	项目	评分
1	最近1年曾有不明原因坠床或跌倒经历	1
2	意识障碍	1
3	近期有癫痫病史	1
4	视力障碍	1
5	活动障碍、肢体偏瘫	1
6	年龄（70岁以上）	1
7	体能虚弱	1
8	头晕、眩晕、直立性低血压	1
9	服用影响意识或活动的药物（散瞳药、镇静催眠药、利尿药、抗癫痫药以及麻醉镇痛药）	1
10	吸毒、酗酒史	1
11	无人陪伴	1
12	使用气垫床	1
	总分	

说明：评分达4分及以上属于坠床高危人群。

模块二 老年人安全照护 **079**

三、照护措施

1.坠床的紧急处理

（1）老年人发生坠床时，照护人员迅速赶到身边。

（2）询问老年人有无疼痛，意识是否清醒等情况，为老年人进行生命体征测量，检查有无出血、红肿等情况，判断伤情。若受伤程度轻或没有，协助老年人回床休息并安慰老年人。

（3）若老年人出现明显疼痛，发生骨折、畸形等情况，切勿强行搬动，应立即拨打120，送至医院做进一步检查和处理。

2.坠床的预防

（1）设施改善　房间布局合理，光线充足，地面平坦、干燥，物品摆放整齐，通道无障碍，必要时设置扶手、床头桌、夜间灯等。老年人卧睡的床要坚固牢靠，高低宽窄适宜，软硬适中，安装床挡护栏。老年人常用物品放在老年人容易取放的固定位置。将各类警示标识悬挂在清楚醒目的位置。

（2）生活照护　多食含钙丰富、蛋白质适量、维生素充足的食物，限制饮酒。穿着合适，衣服大小松紧适当。行动不便、自理能力下降的老年人下床时照护者应搀扶稳固。

（3）运动指导　对长期卧床的老年人，照护者需评估整体情况，协助其在床上进行主动及被动活动，防止肌肉萎缩、肌力下降。

（4）大小便自控能力训练　制定如厕计划，频繁如厕的老年人可以使用护理裤、护理床等。

（5）用药照护　很多药物会影响老年人的感觉和平衡功能，要合理用药，尽量避免使用有头晕、视力障碍、影响平衡功能的药物。若使用利尿药的患者，可床旁排尿；若使用抗高血压药的患者，起床动作要缓慢，做到醒后30秒再起床，起床后双腿下垂30秒再站立，站立后30秒再行走。

（6）家庭成员照护　多与老年人沟通，了解老年人生活习惯，做好预见性生活帮助，如提前准备洗脸水、协助刷牙洗脸、送饭到床旁、夜间使用便器、扶助起床等。夜间常巡视和关心老年人。家属积极学习防范坠床以及坠床处理知识，并将防范知识告诉老年人，提高老年人防范意识。

知识拓展

坠床发生时老年人身旁常无陪护，导致老年人在第一时间自行下床或者是老年人高估自己的活动能力,不愿麻烦他人,导致其坠床。目前,市面上出现老年人自行离床报警器,此报警器大大降低坠床的风险。

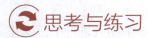 思考与练习

一、单选题

1.使用（　　）后容易引起坠床。

A.催眠药　　　　　　　　　　B.抗生素

C.抗风湿药　　　　　　　　　D.外用止痒药

2.常用的坠床风险评估表有（　　）。

A.Braden压疮评估量表　　　　B.洼田饮水试验

C.Barthel指数评定量表　　　　D.托马斯跌倒风险评估表

二、问答题

1.试述睡醒后起床三步曲。

2.试述引起老年人坠床的危险因素。

三、案例分析

陈奶奶,75岁,患有高血压,长期服用抗高血压药。今日在服药卧床后想去如厕,突然从床上掉下来,一时不能动弹。你作为照护师,应如何紧急处理?

任务三　误　吸

学习目标

1.能够说出误吸的病因及发生因素。

2.能够对老年人进行全面、准确的照护评估,明确照护需求。

3.能够根据照护需求为老年人提供全面、恰当的预防误吸和误吸发生时紧急处理的照护措施。

4.能养成"以人为本"的职业理念,照护过程中具有爱心、耐心、同理心。

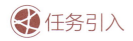 任务引入

刘先生，65岁，2年前诊断为帕金森病，最近几天一吃东西就容易呛咳，就诊后，发现存在吞咽障碍。你作为健康照护师，该如何为刘先生提供误吸的照护评估、预防和紧急处理措施？

误吸是指在吞咽过程中，有数量不等的异物（包括唾液、鼻咽分泌物、液体或固体食物、胃内容物等）进入声门以下的气道。老年人由于病理、生理原因成为误吸的高发人群，误吸给老年人健康造成了严重的威胁，它是老年人肺部感染的主要因素，严重者甚至发生气道堵塞引起窒息死亡。

一、危险因素

1. 生理因素

老年人随着年龄的增长，口腔黏膜萎缩变薄，神经末梢感受器的反射功能逐渐迟钝，吞咽肌群不协调，咽及食管的蠕动能力减弱而引起吞咽障碍；老年人消化功能下降唾液减少容易发生噎食或呛咳。

2. 疾病因素

正常的吞咽动作是一系列复杂、协调的神经肌肉运动过程，它受大脑的支配，需要口、咽、食管共同参与，因此其中任何一个部位的功能发生障碍均可导致误吸的发生。常见的疾病因素有：颅脑病变（如颅内肿瘤、颅脑外伤、脑血管病变、帕金森综合征等）；神经肌肉病变（如重症肌无力、急性感染性神经炎、喉神经受损等）；咽喉及会厌部位病损（如声带麻痹、咽喉及头颈部手术、喉外伤、环咽肌失弛缓症等）；呼吸道功能不全（如支气管哮喘、慢性阻塞性肺疾病等）；此外气管切开、气管插管、意识障碍也都与误吸有明显的相关性。

3. 药物因素

某些药物的使用可导致误吸的发生，如多巴胺、茶碱类等药物在使用后可引起平滑肌松弛，气道黏膜对异物清除能力下降，当异物被吸入气管时不能及时排除；大量镇静药物的应用，容易引起胃肠道蠕动减慢，导致胃内残留量增多引起误吸。

4. 进食体位

长期卧床的老年患者，进食体位低于30°时，容易增加反流物、分泌物逆

流的机会而导致误吸。

5.进食方式

留置鼻饲管的老年患者，咽部受刺激，影响食管下段括约肌关闭，增加了反流误吸的可能性；进食过多、过快、过急都增加了误吸的机会。

二、照护评估

1.一般状况评估

评估老年人年龄、神志、生活习惯、自理能力、饮食及进食体位、有无留置胃管、口腔卫生状况、消化功能、痰液量及性质、现病史及既往史、用药史、有无误吸史及发生频率等。

2.症状评估

注意观察老年人是否存在误吸的症状，轻者出现呛咳，严重者出现剧烈咳嗽、声音改变、呼吸困难、烦躁、发绀明显、喘憋甚至发生窒息危及生命。尤其对于吞咽困难的老年患者，若出现突发性的呕吐、呼吸困难、低氧血症、发热等症状尤其要考虑是否有误吸或隐性误吸的发生。

3.吞咽功能评估

国内常用洼田饮水试验对吞咽功能进行评估。洼田饮水试验即让患者端坐，喝下30mL温开水，观察所需时间和呛咳情况。见表2-2-3-1。

表2-2-3-1 洼田饮水试验

级别	表现
Ⅰ级	能不呛地一次将水咽下
Ⅱ级	分两次咽下，能不呛地饮下
Ⅲ级	能一次饮下，但有呛咳
Ⅳ级	分两次以上饮下，有呛咳
Ⅴ级	屡屡呛咳，难以全部咽下

结果判断：正常为Ⅰ级，5秒之内；可疑吞咽功能异常为Ⅰ级，5秒以上或Ⅱ级；吞咽功能异常为Ⅲ、Ⅳ、Ⅴ级。

4.误吸程度评估

误吸程度评估如下。

Ⅰ度：偶有误吸，无并发症。

Ⅱ度：对液体有误吸，但对自身的分泌物或进食时能控制，临床上无肺部炎症和慢性缺氧症状。

Ⅲ度：经口进食流质或固体食物时均有误吸，间歇性发生肺炎或缺氧症状。

Ⅳ度：对液体、固体食物或口腔、咽腔分泌物有严重危及生命的误吸，并有慢性肺炎或低氧血症。

三、照护措施

1.误吸的紧急处理

（1）发生呛咳时，应立即停止进食，神志清醒者鼓励连续用力咳嗽，咳出异物。

（2）迅速清除老年人口腔内积存的食物、呕吐物或痰液。有条件时，利用负压吸引装置立即将呼吸道异物吸出。

（3）叩拍背部，照护师一手放于老年人胸前作支撑，另一手掌根对准老年人肩胛间区内用力连续急促拍击，拍击时嘱其张开嘴，以利于异物的咳出。

（4）采取海姆立克手法进行急救，针对不同照护对象采取不同的方式。如神志清楚能站立者实施立位海姆立克法；对于体型高大、腹部肥胖或昏迷者，健康照护师不便操作时，采用卧位海姆立克法；若老年人独处时发生严重误吸，可稍微弯腰，用桌子边缘、椅背等压迫上腹部，快速向上冲击，重复进行直至异物排出。在实施海姆立克急救法之前，请旁人拨打120，请求专业帮助。

（5）如上述急救方法无效，老年人出现心搏停止，应立即实施心肺复苏，直到急救人员到来。

2.误吸的预防

（1）进食体位　意识清楚的老年人进食时尽量取坐位或半卧位，颈部轻度屈曲，告知照护对象进食时避免仰头。病情不允许抬高床头的老年人，可采取侧卧位进食。进食后不要立即躺下，保持坐位或半卧位休息至少半小时以上，意识障碍者可取侧卧位。

（2）留置鼻饲照护　如老年患者有留置鼻饲管，每次鼻饲前应检查鼻饲管的位置及刻度是否正确，确定鼻饲管在胃内后方可注食。每次鼻饲前检查胃内食物残留量，如残流量超过150mL，应暂停鼻饲。普通患者每餐鼻饲量200～300mL，心肺功能差者，每次鼻饲量不超过200mL。鼻饲速度不宜过快，注入的速度≤10mL/min。鼻饲液温度在38～40℃，以免冷刺激引起胃痉挛造成反流。

（3）经口进食照护　进餐环境安静，不说笑聊天，提倡细嚼慢咽。咳嗽、多痰、喘息的老年人，进食前鼓励其充分咳痰。喂饭时态度要和蔼亲切、不急不躁，每勺饭量不要太多，注意喂食速度，确保每口食物吞咽后再喂下一口食物。选择合适的用餐餐具。指导偏瘫老人用健侧吞咽。如老年人出现精神疲倦、嗜睡、不合作等应暂停进食。

（4）食物选择　老年人应选择软质、半流质或糊状的黏性适当、不易松散的食物。避免进食易在黏膜上黏附滞留的食物，如年糕、汤圆、花生酱等；避免难咀嚼的食物，如大块的肉、麻花、糖果等；避免松脆掉渣的食物，如肉松、饼干等；避免纤维多、不易咬烂的蔬菜，如韭菜、金针菇等。

（5）清洁口腔　进食后应认真细致地进行口腔清洁，防止口腔内残留食物在患者变换体位时发生误吸。

（6）吞咽功能的训练　对存在吞咽功能障碍的老年人，可进行吞咽功能的锻炼。

① 口唇舌训练：指导老年人进行展唇、圆唇、鼓腮、紧闭口唇动作，舌头用力做伸出、上卷动作，循环进行。

② 构音练习法：指导老年人反复练习"叭、妈"等口舌音，练习"她、啦"等舌尖音，练习"卡、嘎"等舌根音。

③ 空吞咽法：指导老年人吞咽唾液，观察有效吞咽的次数。

④ 冰按摩法：用结冰的棉签蘸水或者凉匙刺激前腭，可引起吞咽反射。

（7）心理照护　吞咽功能障碍或发生过误吸的老年人会存在焦虑、恐惧的心理，照护师应及时给予心理支持和心理疏导，给老年人提供必要的指导和帮助，安慰老年人情绪，减轻或消除恐惧感。

知识拓展

误吸分为显性误吸和隐性误吸。显性误吸是伴随进食、饮水及胃内容物反流突然出现的呼吸道症状，如咳嗽、发绀或吞咽后出现声音改变，发作快，极易诱发重症肺炎、急性左心衰、急性呼吸衰竭。隐性误吸往往直到吸入性肺炎才被发觉，部分患者仅有神志淡漠、反应迟钝及纳差等表现。

思考与练习

一、单选题

1.洼田饮水试验Ⅱ级是（　　　　）。

A.能不呛地一次将水咽下　　　B.分两次咽下，能不呛地饮下
C.能一次饮下，但有呛咳　　　D.分两次以上饮下，有呛咳

2.误吸是指在吞咽过程中，有数量不等的异物（包括唾液、鼻咽分泌物、液体或固体食物、胃内容物等）进入（　　　）的气道。

A.声门以下　　　B.鼻腔以下　　　C.咽部以下　　　D.食管以下

二、问答题

1.试述引起误吸的疾病因素。
2.试述误吸程度评估内容。

三、案例分析

刘奶奶，75岁，1年前发作脑卒中，之后左侧肢体偏瘫，长期卧床。今日家属给刘奶奶喂食时，与其说话，因误吸突然出现剧烈咳嗽、呼吸困难。你作为照护师，应如何为刘奶奶紧急处理？如何给刘奶奶和家属提供预防误吸的照护措施？

任务四　走　失

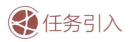

学习目标

1.能够说出走失的病因与发生因素。
2.能够对老年人进行全面、准确的照护评估，明确照护需求。
3.能够根据照护需求为老年人提供全面、恰当的预防走失和走失发生时紧急处理的照护措施。
4.能养成"以人为本"的职业理念，照护过程中具有爱心、耐心、同理心。

任务引入

金奶奶，86岁，患老年痴呆症已有十年。上周日早上，其趁家人出门买菜后独自离开，经过家人们四处寻找和派出所帮助，在其原住处边上的面

店门口找到。你作为健康照护师，该如何为金奶奶提供走失的照护评估、预防和紧急处理措施？

走失是指因记忆功能障碍、对所在环境陌生或抵抗相关治疗等独自离开家门或者照护区域发生的出走、失踪事件。

一、危险因素

走失是由疾病因素、环境因素、生理与心理因素、药物因素等各种因素相互作用引起的。

1.疾病因素

老年人走失的主要原因是其患有老年痴呆症、精神疾病或者脑卒中后遗症等疾病，导致老年人认知功能受损，记忆力、判断力、注意力障碍，自我约束、自我管理能力下降。

2.环境因素

城区建设发展日新月异，老年人原先印象中的参照物或者环境，如道路、树木、商店等发生改变后，容易迷路而发生走失。或者医院各病区设置相似，楼梯、电梯以及通道繁多等。加之，老年人对家庭地址、亲属电话等记忆不清。

3.生理与心理因素

老年人生理功能退化，记忆力、视力、听力减退，辨识能力差，走失概率相对提高。长期独居老年人因孤独害怕离开熟悉环境寻找儿女或朋友。老年人因长期受到慢性疾病的折磨对治疗失去信心从而出现走失的情况。

4.药物因素

老年人对于药物的不良反应尤为敏感，尤其是导致老年人定向障碍的药物增加了老年人走失的风险。

5.其他因素

医院、医疗机构及家庭看护人力不足或者评估不到位，照顾者缺乏责任心或者关心，让老年人感觉不到温暖。看护人员缺乏相关培训，缺少相应知识。

二、照护评估

1.一般状况评估

评估老年人年龄、文化背景、与谁同住、情绪是否稳定、活动能力、经济条件。询问有无走失史，走失当时的具体情况。是否使用家属联系卡、防走失手环、定位手表等。有无服用镇静药、抗焦虑药、抗抑郁药，服用效果如何等。

2.症状评估

评估老年人认知功能，有无记忆力减退、定向障碍、理解力下降等。有无视空间障碍，有无幻听、幻视等。评估老年人是否存在焦虑、抑郁、易激动等状态，有无妄想、自卑、失眠等症状。评估老年人对周围环境、方向的辨识能力。

3.环境评估

评估老年人是否不适应周围陌生环境、标识是否不清楚、有无未锁门、门窗损坏等情况。

三、照护措施

1.走失的紧急处理

启动老年人走失应急预案，立即通知老年人家属，同时向社区所辖派出所报告寻求帮助。开展密集的搜寻，发动人力、调出监控设备等寻找老年人。夜间也要加强搜寻，因为失智老人通常会彻夜游走。最初6～12小时的搜寻应覆盖老人最后现身地点附近至少方圆5km的区域。如果最初的搜寻失败，重点从老人最后现身地点附近开始搜寻，再逐渐向外扩大搜寻范围。必要时寻求街道或媒体帮助，呼吁公众共同寻找。找回老人后立即让老人休息，安抚其情绪，对其身体做全面检查，注意检查有无外伤，生命体征是否正常，可以让老人洗个热水澡并更换衣物。

2.走失的预防

（1）环境设计改造　设置便于老人识别的标识，标记出床、卫生间、餐厅等位置，安装离床报警器，出入口加装风铃或感应器等能够帮助照护者及时发现进而有效预防老年人走失。提供熟悉的环境，可以在环境中放置老年人熟悉的家具、喜欢的植物和常用的生活物品等，让老年人心里感到舒适。条件允许的情况下可以在楼层中设计走廊、过道，方便老年人来回走动散步。

（2）预防老人走失用具的使用　通过线上线下方式申领黄手环或者在相关店铺购买黄手环，手环内附有老人的姓名、住址、亲人联系方式等，以便他人发现后报警或者及时送回。将老年人身份信息、家人联系方式等卡片放在老年人的随身衣物里或用布片缝在老年人的外套上。老年人使用电话手表或GPS定位装置等电子设备，可以随时了解老年人状况并掌握老年人的位置。

（3）定向力训练　在老年人生活环境中贴上相应的标识，标出房间、厨房、卫生间等位置或物品。外出散步尽量走同一条路线，帮助老年人识别周围标志性建筑、道路等参照物。

（4）合理照护　独居老年人缺乏与外界沟通，退行性变化加速，情绪容易抑郁、焦虑。因此，避免老年人独居，经常与老年人沟通，与失智老年人沟通要掌握技巧，尽量顺其意，避免争吵或试图劝说，让老年人感觉到家人温暖和关心，进而降低走失率。有走失可能的老人必须有专人陪护，严禁独自外出，外出时必须有人陪伴。对思维紊乱、记忆力下降或有精神症状的老年人照顾者应对其24小时监护，可在家中或公共区域安装摄像头以方便观察。督促老年人养成良好的作息规律和睡眠习惯，合理安排老年人的日常活动。鼓励老年人多参与娱乐活动，参加老年组织，丰富老年生活。

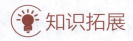

老年人防走失多功能智能拐杖的应用

该智能拐杖可利用GPS定位功能，随时确定使用者位置；使用者可以调节灯光远近，方便夜间行走；使用者摔倒时，报警系统开启报警功能，向监护人发送求救或者拨打相应的电话求救，以便使用者得到及时的帮助；通过热释电红外线测量拐杖与使用者之间的距离，提醒使用者及时地使用拐杖或便于使用者寻找。

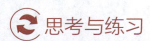

一、单选题

1.老年人走失最主要的原因是（　　）。
A.阿尔茨海默病　　B.情绪不好　　C.年龄太大　　D.独居老人
2.发现失智老年人走失后的处理措施错误的是（　　）。
A.等待6小时后仍未返回再开始寻找
B.立即通知老年人家属
C.必要时寻求街道或媒体帮助，呼吁公众共同寻找
D.夜间也要加强寻找

二、问答题

1. 试述引起走失的危险因素。

2. 试述老年人走失的紧急处理。

三、案例分析

刘老伯，76岁，因高热不退住院3天，老年痴呆病程5年。老伴在前年过世，两人育有一子，其子住处距离刘老伯住处较远，刘老伯住院期间其子很少探望。刘老伯在住院期间的某天午休时间独自散步，直至下午3点照护人员发现其迟迟不归。你作为照护师，应如何紧急处理？

任务五　烫　伤

学习目标

1. 能够说出烫伤的病因及发生因素。

2. 能够对老年人进行全面、准确的照护评估，明确照护需求。

3. 能够根据照护需求为老年人提供全面、恰当的预防烫伤和烫伤发生时紧急处理的照护措施。

4. 能养成"以人为本"的职业理念，照护过程中具有爱心、耐心、同理心。

任务引入

谢奶奶，72岁，冬天睡觉的时候容易手脚冰凉，所以习惯睡觉前装一个热水袋放进被窝里，今天早上谢奶奶起床时发现右足出现一块红肿和小水疱。你作为健康照护师，该如何为谢奶奶提供烫伤的照护评估、预防和紧急处理措施？

烫伤一般是由无火焰的高温液体（沸水、热油、钢水）、高温固体（烧热的金属等）或高温蒸汽等所致的组织损伤。低温烫伤是老年人常见的烫伤类型，是因为皮肤长时间接触高于体温的低热物体而造成的烫伤，如接触70℃持续1分钟，皮肤可能就会被烫伤；而当皮肤接触近60℃持续5分钟以上时，也可能造成低温烫伤。烫伤不仅让老年人机体组织受到损伤，而且容易发生感染，增加了老年人的痛苦，降低了老年人的生活质量。

一、危险因素

1.生理因素

老年人身体各器官和功能逐步退化，神经系统生理性老化，皮肤组织老化，皮肤变薄，尤其是暴露在外面的皮肤更加明显；皮肤的调节功能及神经末梢的敏感性下降，对疼痛刺激的回避反射减弱，感觉相对迟钝，一旦感觉皮肤疼痛或有烧灼感时，可能已经造成皮肤烫伤。老年人常由于视力衰退，生活自理能力下降，在日常生活中经常会出现不小心碰倒热水壶、热水袋、热锅等，都容易被烫伤。

2.病理因素

部分老年人可能患有多种慢性病，如糖尿病、脉管炎、脑血管病等，这些老年人多伴有周围神经病变，痛温觉减退，沐浴或泡脚或使用热水袋的时候往往因为水温过高但痛温觉减退而导致烫伤。

3.治疗因素

一些药物热疗方法和理疗手段使用不当容易导致老年人出现烫伤。如使用烤灯等热疗仪器时温度设置与距离调节不当，很容易导致老年人治疗部位出现烫伤；中医拔罐、针灸、艾灸等理疗治疗时，温度过高或者操作失误等均会造成烫伤。

4.意外因素

一些取暖设施与物品，如使用时温度过高、外表包裹不善或使用方法不当、应用时间过长等，均会引起烫伤。

二、照护评估

1.一般状况评估

评估老年人年龄、意识状态、视力、感知觉、末梢循环情况、生活习惯、自理能力、现病史及既往史、用药史、治疗物品、照护情况、环境情况以及烫伤史等。

2.症状评估

注意观察老年人是否存在烫伤的症状，轻者出现局部红斑或局部区域较红并伴随烧灼感；中度者出现不同范围的水疱或表皮下积液，疼痛感明显；严重者则出现损伤至皮下肌腱组织、骨组织、骨膜组织，可能会出现肌腱坏死或者骨坏死，此时疼痛感消失、感觉迟钝。对于低温烫伤，出现的症状和高温引起的烫伤不同，创面疼痛感不十分明显，仅在皮肤上出现红肿、水疱、脱皮或者发白的现象，此时也需要特别关注。

3.烫伤的程度评估

按烫伤的临床表现分度，常用三度四分法，分为Ⅰ度、浅Ⅱ度、深Ⅱ度、Ⅲ度。见表2-2-5-1。

表2-2-5-1　烫伤的分度及临床表现

分度	损伤组织	外观特点及临床表现	感觉
Ⅰ度	表皮（角质层、透明层、颗粒层、棘细胞层等），生发层健在	局部红斑，轻度红、肿、热、痛，无水疱。皮肤干燥，无感染	微敏感，有烧灼感
浅Ⅱ度	真皮浅层（部分生发层、乳头层）	水疱较大，去皮后创面湿润、潮红、水肿	剧痛、感觉敏感
深Ⅱ度	真皮深层	表皮下积薄液或水疱较小，去皮后基底稍湿或红白相间。有时可见许多红色小点或细小血管。水肿明显	剧痛、感觉迟钝
Ⅲ度	全皮层、皮下脂肪甚至肌肉、骨骼、脏器	无水疱，创面干燥、苍白、焦黄、炭化，创面硬如皮革，可见树枝样血管栓塞	疼痛消失、感觉迟钝

4.烫伤的面积分度评估

按烫伤的面积分度：烫伤面积可采用手掌估计法，即伤者本人五指并拢后的掌面为体表面积的1%，以此为单位衡量烫伤面积，分为轻度、中度、重度、特重度。见表2-2-5-2。

表2-2-5-2　烫伤的面积分度

程度	面积评估
轻度	总烫伤面积＜9%的Ⅱ度烫伤
中度	总烫伤面积10%～29%或Ⅲ度烫伤面积＜10%
重度	总烫伤面积30%～49%或Ⅲ度烫伤面积10%～19%；或面积未达到上述比例，但出现休克、复合伤等其中一种情况
特重度	总烫伤面积＞50%或Ⅲ度烫伤面积＞20%；或已有严重并发症

三、照护措施

1.烫伤的紧急处理

发生烫伤后，最重要的是及时进行送医处理，医生可以进行对症下药与抗感染治疗，而在家庭中掌握"冲、脱、泡、盖、送"的五字步骤即可。

（1）冲　首先要使患者脱离烫伤环境，加速热量散失。立即用缓和流动的冷水轻轻冲洗患处 20～30 分钟，或把烫伤部位放入洁净的冷水中浸泡 30 分钟以上，直至不痛为止。如无法冲洗或浸泡，则可用湿毛巾冷敷或将患处用毛巾包好，再往毛巾上浇冷水。烫伤后越早冷却治疗效果越好，避免热力持续作用使烫伤加重，但水温不得低于 5℃，以免冻伤。如若创面很脏，可以使用肥皂水进行冲洗，但要避免大力揉搓造成二次伤害。若患处水疱已破，不可浸泡，以防感染。可用无菌纱布或者干净的布料包裹患处，冷敷患处周围，并立即就医。

（2）脱　边冲洗边轻柔地脱掉烫患处的衣物，若衣物与患处粘在一起，切勿使用蛮力强扯，可在流动水下用剪刀剪开，动作要尽量轻柔，避免蹭破水疱。

（3）泡　将患处继续浸泡在冷水中 15 分钟，减轻疼痛。若老年人发生颤抖现象，要立刻停止泡水。

（4）盖　用干净的衣物、毛巾、布单、纱布等覆盖患处。

（5）送　尽快送至具有救治烧烫伤资质的医院治疗。

2.烫伤的预防

（1）健康宣教　加强对老年人及其家属烫伤预防和急救的知识的宣教，准确评估老年人，对高龄、视力障碍、肢体感觉障碍、使用睡眠药、糖尿病、脉管炎或脑卒中后遗症、长期卧床等高风险的老年人更为重视，告知其及家属发生烫伤的危险因素和后果，让他们认识到预防烫伤的重要性。

（2）日常生活方面　①洗澡时，先开冷水，再开热水，试好水温后再洗澡。②喝热汤或者喝热水时，提前给老年人放凉，必要时向老年人说明，引起注意。对于部分患有特殊疾病导致手部力量缺失的老年人来说，可建议更换合适的水杯，如带手柄的水杯、不烫手的杯子等；也不建议水量过满或水温过高。③做饭做菜时避免掀开锅盖时被蒸汽烫伤或触碰热汤锅烫伤。④热水瓶、电蚊香器等放在固定或者房间的角落等不易碰倒的地方。⑤使用电器时要反复告知其使用注意事项，并定期检查电器性能是否完好。⑥外出时，做好遮阳措施，如给老年人戴遮阳帽或打遮阳伞，不要在太阳直射的地方长时间停留。⑦指导老年人及家属正确使用热水袋等取暖设备。如电热毯使用时，提前预热，上床睡觉时关闭或拨至保温，通电时间不宜过长，不能通宵使用。老年人使用热水袋水温不宜高于50℃，使用持续时间不宜超过30分钟；热水袋外面套一个防护布套隔热，不直接接触皮肤；注意把盖拧紧，防止漏水；热水袋一旦出现破损、漏液现象不能使用。在使用其他各种取暖设备时一定要严格按照说明书操作，使用金属和电子取暖器时有封套的要使用封套，且不能紧贴皮肤，不要长时间地贴近暖气片等取暖设备。

（3）治疗方面　①使用理疗烤灯时灯管与老年人皮肤距离大于30cm，注意观察皮肤情况。②使用理疗仪等严格按照说明书正确使用，密切观察治疗部位的局部情况。③药物热疗严格掌握适应证，注意观察皮肤状况，若有明显红、肿、热、痛等不适应立即停止，并及时处理。

（4）心理照护　发生过烫伤的老年人会存在焦虑、恐惧的心理，照护师应及时给予心理支持和心理疏导，给老年人提供必要的指导和帮助，安慰老年人情绪，减轻或消除其恐惧感。

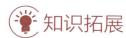
知识拓展

烫伤急救的常见误区

（1）烫伤后强行扯下衣物　烫伤后及时脱去患处的衣物看伤势是正确的，但是胡乱扯下衣物时反而会加重对烫伤皮肤的损害，甚至会将表皮扯离，正确的方法是在流动水的冲洗下用剪刀剪开。

（2）乱涂药物或其他物品　部分老年人在家烫伤后会相信偏方，自行涂抹牙膏、红药水、香油等，这些是错误的，这些处理会遮盖患处，不利于医护人员观察和处理，有的甚至会加重损伤，引发感染。

（3）烫伤后不愿意用自来水冲洗　自来水虽不是无菌水，但是清洁度很高，冷疗处理后再到医院进行消毒处理，可以减轻烫伤程度，并不会导致感染。

（4）认为烫伤后感觉不疼是病情轻的表现　恰恰相反，烫伤损害表皮和真皮浅层时，神经细胞敏感，疼痛是明显的，而当烫伤损害真皮深层甚至全皮层时，疼痛反而不明显甚至无痛感。

（5）烫伤后看到水疱就弄破　烫伤后出现的水疱对皮肤有保护作用，应保护水疱不被破坏，避免弄破造成更大的伤口，可用干净的毛巾或布料等覆盖后由专业医护人员进行处理。

（6）烫伤后立即送医院 烫伤后应该立即送医院，但是在去医院之前要做一些恰当的处理，即冷却疗法，用干净的流动水、冷水冲洗或浸泡，冷却创面，减轻进一步的热损伤。

思考与练习

一、单选题

1.烫伤的损伤组织已到达真皮深层时，是（　　　）烫伤。

A.Ⅰ度　　　　　　　B.浅Ⅱ度　　　　　　C.深Ⅱ度　　　　　　D.Ⅲ度

2.发生烫伤后用冷水冲洗皮肤时，冷水的温度不得低于（　　　）。

A.20℃　　　　　　　B.25℃　　　　　　　C.10℃　　　　　　　D.5℃

二、问答题

1.简述引起烫伤的危险因素。

2.试述烫伤的紧急处理。

三、案例分析

吴爷爷，81岁，2个月前被诊断为帕金森病，今天在往茶杯里倒热水时由于手部的颤抖，水杯径直掉到了地上，里面的开水涌了出来。吴爷爷完全来不及反应，左脚背上被烫出个大水疱，旁边的皮肤都烫红了。你作为照护师，应如何为吴爷爷紧急处理？如何给吴爷爷和家属提供预防烫伤的照护措施？

模块三
老年疾病的健康照护

本模块学习内容包括常见老年疾病的病因、照护评估、照护措施和任务实施等内容涉及的理论知识及操作技能。通过本模块的学习，应了解常见老年疾病的病因，熟悉其照护评估内容，掌握相关的照护措施，促进学生理论与技能的有效融合，为照护对象提供全面、恰当的照护服务。

学习情境一　日间照护中心患者的健康照护

日间照护中心是为社区内生活不能完全自理、日常生活需要一定照料的半失能老年人提供膳食供应、个人照顾、保健康复、休闲娱乐、精神慰藉、紧急援助等日间托养服务场所。本学习情境选择了老年2型糖尿病患者健康照护、老年慢性阻塞性肺疾病患者健康照护、老年直肠癌造口术术后患者健康照护三个学习任务，通过相关知识的学习，掌握日间照护中心的照护实践技能。

任务一　2型糖尿病患者的健康照护

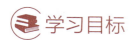
学习目标

1. 能够说出2型糖尿病的病因。
2. 能够对2型糖尿病患者进行全面、准确的照护评估，明确照护需求。
3. 能够根据照护需求为2型糖尿病患者提供全面、恰当的照护措施。
4. 能养成"以人为本"的职业理念，照护过程中具有爱心、耐心、同理心。

任务引入

王奶奶，女，66岁，家住某小区×幢××室，企业退休，无烟酒嗜好。2年前行白内障手术时发现血糖升高，无明显"三多一少"症状，诊断为2型糖尿病，给予二甲双胍口服治疗，但日常未监测血糖，对饮食控制也不在意。2天前出现下肢麻木水肿、头晕、疲倦，去医院就诊，空腹血糖17.0mmol/L，医嘱每日监测血糖并注射胰岛素以控制血糖。今天王奶奶女儿请假陪其来日间照护中心，你作为健康照护师，该如何为王奶奶提供疾病自我管理的指导和照护？

糖尿病是由多种病因引起的一组以慢性高血糖为共同特征的代谢异常综合征，因胰岛素分泌不足或胰岛素作用障碍引起碳水化合物、蛋白质、脂肪、水和电解质等代谢紊乱。随着病程延长，可导致肾、神经、心脏、血管等组织器官的慢性进行性病变，引起功能缺陷及衰竭。老年糖尿病95%以上是2型糖尿病，目前全球糖尿病患病率呈快速上升趋势，严重影响老年人的生活质量和寿命，其并发症是致残致死的主要原因。

一、病因

2型糖尿病是由遗传因素和环境因素共同作用引起的。

1.遗传因素

糖尿病具有遗传倾向性，有糖尿病家族史者的患病率高于无糖尿病家族史者。

2.环境因素

环境因素包括年龄增长、不良生活方式、先天子宫内营养环境不良及某些药物和化学毒物等。随着年龄的增长，身体各组织老化，功能下降，引起胰岛素分泌不足；同时衰老也会导致体内胰岛素作用活性下降。不良生活方式包括不合理的饮食（如高热量、高脂肪、高胆固醇、高糖食物摄入）、长期静坐、酗酒、心境不良等。子宫内营养不良使胎儿体重不足，成年后如肥胖则发生糖尿病及胰岛素抵抗的概率增加。某些药物和化学毒物可影响糖代谢并引起葡萄糖不耐受，导致糖尿病。

二、照护评估

1.病史

详细评估患者患病的有关因素，了解患者的生活方式、饮食习惯、食量、出生时体重、身高等；评估患病后的检查和治疗经过，目前用药情况和病情控制情况等；评估患者对疾病知识的了解程度，患病后有无焦虑、恐惧等心理变化，家庭成员中患糖尿病的情况及对本病的认识程度和态度等。

2.常见健康问题

（1）糖尿病症状　2型糖尿病患者在早期常无症状，常在体检或诊疗其他疾病时发现血糖升高。仅有1/4或1/5老年患者有多饮、多尿、多食及体重减轻的"三多一少"典型症状。由于糖代谢异常，能量利用减少，患者可出现疲乏虚弱无力感。由于高血糖及末梢神经病变，还可导致皮肤干燥和感觉麻木。女性患者可因尿糖局部刺激，出现外阴瘙痒。其他症状还有四肢酸痛、腰痛、性欲减退、月经失调等。

（2）急性并发症　主要有低血糖、酮症酸中毒、高渗性非酮症糖尿病昏迷。低血糖由于药物剂量过大、服药时间不当、进食量过少、活动过多等引起，表现为心慌、无力、大汗、手抖、饥饿感等，严重者甚至可出现意识模糊、抽搐、昏迷。酮症酸中毒常见的诱因有感染、胰岛素治疗中断或不适当减量、饮食不当、妊娠、分娩、严重刺激引起应激状态等，表现为糖尿病症状加重，伴恶心、呕吐、头痛、头晕、烦躁等症状，随着病情进一步发展，出现严重失水、皮肤弹性差、尿量减少、脉搏细速、血压下降等，重者出现神志不清、昏迷。高渗性非酮症糖尿病昏迷常见诱因有感染、脑卒中、急性胃肠炎、胰腺炎、不合理限制水分，以及某些药物如免疫抑制药的应用等，表现为先有多尿、多饮，但多食不明显，病情加重后出现精神-神经症状，表现为嗜睡、幻觉、偏瘫、偏盲等，最后陷入昏迷。

（3）慢性并发症　主要有心血管疾病、糖尿病肾病、糖尿病视网膜病变、糖尿病神经病变、糖尿病足等。糖尿病患者发生冠心病、高血压、脑卒中等心血管疾病的概率是非糖尿病患者的2～3倍。糖尿病肾病是一个逐渐发展的过程，晚期阶段主要表现为大量蛋白尿、全身水肿、高血压等症状，最后发展至肾衰竭。糖尿病病程超过10年，大部分患者会出现不同程度的视网膜病变，最后可因视网膜剥离而失明。糖尿病神经病变以周围神经病变最常见，先出现肢端感觉异常，随后肢体疼痛，后期累及运动神经可有肌力减弱以致肌萎缩和瘫痪。糖尿病足表现为足部溃疡和坏疽，自觉酸麻、冷感、疼痛、间歇性跛行。常因趾间或足部皮肤瘙痒搔抓引起溃破、水疱破裂、嵌甲、鸡眼、胼胝及新鞋磨破伤等引起。

3.监测标准

（1）血糖　血糖是诊断糖尿病的主要依据，也是监测糖尿病病情变化和治疗效果的主要指标。空腹血糖正常值为3.9～6.0mmol/L。

（2）糖化血红蛋白　可反映取血前8～12周血糖的总水平，是糖尿病病情控制的监测指标之一。正常人为＜6.0%。

（3）标准　典型糖尿病症状，伴随机血糖≥11.1mmol/L，或空腹（至少8小时无热量摄入）血糖≥7.0mmol/L或者口服葡萄糖耐量试验2小时血糖≥11.1mmol/L，或糖化血红蛋白≥6.5%为糖尿病。

三、照护措施

1.饮食照护

合理饮食是老年糖尿病的一项基础措施。无论糖尿病病情轻重，是否用药物治疗，都必须严格执行饮食控制。应指导老年患者合理配餐，定时定量，少量多餐，最好按一日五餐或六餐分配，以预防低血糖的发生；合理控制总热量，以维持理想体重为原则；蛋白质、脂肪、糖类的比例合理，均衡摄入各种营养素；足量饮水，限制饮酒。

2.运动指导

运动应量力而行，持之以恒很关键。运动应选择强度较低、有节奏的有氧运动。运动前评估糖尿病的控制情况，根据患者具体情况决定运动方式、时间及运动量等。运动不宜在空腹时进行，防止低血糖发生。

3.用药照护

糖尿病药物治疗包括口服降血糖药物治疗和胰岛素治疗。口服降血糖药物治疗时，应给老年患者详细讲解口服降血糖药的种类、剂量、给药时间和方法，教会老年患者观察药物的不良反应，防止漏服、多服。胰岛素治疗时，教会老年人正确的注射方法；考虑到老年人易发生低血糖，应从小剂量逐步增加；注意胰岛素的保存要求。

4.血糖监测

对于老年糖尿病患者，要教会他们正确使用血糖仪，并做好血糖监测的

模块三 老年疾病的健康照护 **099**

记录。

5.足部照护指导

每天检查双足有无皮肤破损、裂口、水疱、小伤口、鸡眼、胼胝损伤等；了解足部有无感觉减退、麻木、刺痛感；保持足部清洁，避免感染；预防足部冻伤、烫伤、外伤；定期修剪指甲，选择合适的鞋袜；采用多种方法促进肢体血液循环，戒烟。

6.低血糖的预防指导

饮食应规律，定时定量；避免过量运动，最好在餐后1～2小时进行；遵医嘱用药，定时定量，不擅自加大药物剂量，也不随意调整用药时间；随身携带糖果，以备发生低血糖时急用。指导患者了解低血糖发生的诱因、临床表现及急救处理措施。

7.高血糖的预防指导

规范监测血糖；坚持用药，不随意减量或停用药物；避免进食碳水化合物含量高的食物；保证充足的水分摄入。

8.心理调适指导

提供糖尿病的相关知识，使患者认识糖尿病虽然不可治愈，但并不是不可控制，建立应对糖尿病的信心。给患者提供充分的理解与支持，教给患者一些心理调适的技巧。

四、任务实施

根据任务情境，为王奶奶提供疾病自我管理的指导和照护。通过实践演练，使同学们进一步掌握老年2型糖尿病的相关知识，锻炼与照护对象沟通的能力，增强评估能力，并结合照护对象实际情况提供全面恰当的照顾措施。

[第一步]工作准备

（1）环境准备　模拟日间照护中心。

（2）物品准备　准备好所需物品，能满足完成照护任务，且物品性能完好、放置合理。包括治疗车、洗手液、血糖仪、试纸、酒精棉、采血针、垃圾桶、胰岛素笔、胰岛素、照护记录单、仿真皮肤、锐器盒等。

（3）人员准备　将同学分成若干小组，每组4～6人，进行角色扮演，共同完成活动操作。

[第二步]沟通解释评估

（1）问好，自我介绍，友好微笑，用对方喜欢的称呼方式开展沟通，注意保持目光接触和平视交流，举止得体，用语礼貌，自然开启话题，构建良好的合作关系。

（2）采用有效方法核对基本信息。

（3）结合案例对王奶奶进行综合评估，包括一般情况（如精神状态、饮食、大小便、睡眠等）、心理状态、疾病相关的症状、针对本情境可能存在的特殊情况、对疾病的了解和当前的需求（如什么是2型糖尿病及其病因、用药情况等）。

（4）为王奶奶介绍照护任务及目的、操作时间、关键步骤，介绍需要王奶奶注意和（或）配合的内容，获得理解并愿意配合。

[第三步]实际照护过程

（1）指导并教会王奶奶及家属血糖自我监测方法

① 七步洗手法洗手。

② 查看试纸开启日期，是否在有效期内，检查并确认试纸与血糖仪型号是否相同。

③ 捏住试纸条边缘，将其插入血糖仪，调校血糖仪中的试纸代码与试纸一致。

④ 用酒精消毒采血部位，通常选择中指或无名指指腹侧面进行采血，避免选择寒冷或肿胀的手指进行穿刺。

⑤ 待酒精完全风干，用针刺破手指指腹侧面，从手指底部向上挤压，不要过于用力挤压，用棉签拭去第一滴血后，将血滴轻触试纸顶端吸满血样，用棉签按压穿刺部位止血。

⑥ 等待血糖仪屏幕显示血糖数值，读取结果并告知患者。

⑦ 正确处理医疗废弃物，洗手。

⑧ 记录血糖值。

⑨ 评价王奶奶的接受程度和满意程度，及时纠正操作偏差，对其不确定的内容进行强调。

（2）指导并教会王奶奶及家属注射胰岛素

① 七步洗手法洗手。

② 核对并确认胰岛素类型和注射剂量。

③ 正确安装胰岛素笔芯。酒精消毒胰岛素笔橡皮膜，安装胰岛素注射笔用针头。排净空气，预混胰岛素应充分混匀，准确调节剂量。

④ 选择注射部位。一般短效或速效胰岛素选择在腹部，中效或长效胰岛素选择大腿外侧或臀部，定期检查并轮换注射部位。

⑤ 酒精消毒注射部位。根据胰岛素注射针头长度，决定是否捏皮进针及进针的角度。注射后针头应在皮下停留至少10秒，确保胰岛素完全注射入体内。

⑥ 针头应一次性使用，注射完毕后，套上外针帽，旋下针头，置于锐器盒中。七步洗手法洗手并记录。

⑦ 指导王奶奶及家属胰岛素的存放保养方法。

⑧ 评价王奶奶的接受程度和满意程度，及时纠正偏差，对其不确定的内容进行强调。

（3）健康指导

① 指导王奶奶及家属增加对疾病的认识，了解糖尿病的病因、临床表现、用药等。做好心理调适，提高对治疗的依从性，以乐观积极的态度配合治疗。

② 了解王奶奶的饮食喜好和习惯，为王奶奶提供恰当的饮食指导。主食定量，提倡低血糖指数主食，如杂粮。每日蔬菜摄入量500g左右，深色蔬菜占1/2以上，避免烹调油摄入过量。两餐之间适量选择低糖指数水果。常吃鱼和禽肉，减少肥肉摄入，每天不超过1个鸡蛋。每天300mL液态奶或相当量的奶制品，重视大豆及其制品的摄入。足量饮水。

③ 根据王奶奶情况指导选择散步、太极拳等有氧运动，餐后1小时进行，每周4～5次，每次20分钟以上，以不感到疲劳为宜。

④ 指导王奶奶及家属了解低血糖、酮症酸中毒、高渗性昏迷等急性并发症发生时的表现及其危险性，生活中尽量规避高血糖的风险因素。一旦发生低血糖，指导王奶奶及家属如何及时救治，避免意外发生。若血糖高于16.7mmol/L，及时就诊。

⑤ 指导王奶奶每日检查足部，做好足部护理，预防糖尿病足的发生。

⑥ 指导王奶奶外出时随身携带识别卡，以便发生紧急情况时及时处理。

⑦ 评价王奶奶的接受程度和满意程度，及时纠正偏差，对其不确定的内容进行强调。

评价标准如下。

评价指标	评价要素	分值	得分
工作准备 （10分）	物品准备齐全，操作过程不缺用物，能满足完成整个操作，性能完好，摆放合理	3	
	环境准备情况，包括温湿度适宜，光线明亮，空气清新	3	
	照护对象准备：照护对象状态良好，可以配合操作 个人准备：着装、装饰等是否符合规范，操作过程中是否按要求洗手	4	
沟通解释评估 （20分）	问好、自我介绍、友好微笑、称呼恰当、举止得体、用语礼貌，选择合适话题，自然开启话题等	5	
	采用有效方法核对照护对象基本信息	5	
	结合案例对照护对象进行综合评估 1. 一般情况（如精神状态、饮食、大小便、睡眠等） 2. 心理状态 3. 疾病相关的症状 4. 针对本情境可能存在的特殊情况 5. 对疾病的了解和当前的需求（如什么是2型糖尿病及其病因、用药情况等）	5	
	1. 为照护对象介绍照护任务、任务目的、操作时间、关键步骤 2. 介绍需要照护对象注意和配合的内容 3. 获得照护对象理解，并且愿意配合	5	
实际照护过程 （70分）	指导并教会照护对象及家属血糖自我监测方法： 1. 指导方法正确 2. 照护对象能自己测血糖并记录 3. 明确血糖监测的时间、次数、血糖正常值	20	
	指导并教会照护对象及家属注射胰岛素： 1. 指导方法正确 2. 照护对象能正确准备胰岛素笔 3. 能自己注射胰岛素	20	
	在照护过程中结合老年人情况开展健康指导，如疾病预防和康复、健康生活方式等： 1. 教育方式恰当，如讲解与示范相结合 2. 语言简单易懂，尽量使用生活化语言 3. 表达准确、逻辑清晰、重点突出	6	
	心理照护：贯穿于照护过程始终，及时疏导照护对象不良情绪，鼓励照护对象积极配合治疗	4	
	坚持卫生的原则：严格按手部卫生的5个时机，必要时戴手套，正确使用防护材料，正确处理废弃物	4	
	发挥能动性：在照顾过程中能鼓励并尽量使照护对象亲力亲为，告知其如何发挥能动性	4	
	保护照护对象隐私：例如保护照护对象的个人信息，为其使用保护性材料（屏障）等	4	
	注意劳动保护：运用人体力学原理，注意节力和自身劳动保护	4	
	操作结束前询问照护对象有无其他需求、是否满意（反馈），整理各项物品，做好记录	4	

知识拓展

《中国成人2型糖尿病及糖尿病前期患者动脉粥样硬化性心血管疾病预防与管理专家共识（2023）》生活方式管理推荐建议如下。

1. 优先选择低血糖生成指数碳水化合物（如全谷物）。增加膳食纤维摄入。用不饱和脂肪代替饱和脂肪，避免摄入反式脂肪酸。

2. 不推荐常规服用维生素或矿物质补充剂来控制血糖或改善2型糖尿病患者的心血管风险。有微量营养素缺乏的患者，可根据营养状况适量补充。

3. 每日食盐摄入量不超过5g。

4. 不吸烟和戒烟，不饮酒或限酒（酒精量：男性＜25g/d，女性＜15g/d，每周不超过2次）。

5. 每周至少应进行150分钟中等强度有氧运动或75分钟剧烈有氧运动（可组合）。

6. 推荐每日睡眠时长为6～8小时。

7. 推荐综合生活方式管理。

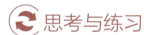

思考与练习

一、单选题

1. 下列不属于2型糖尿病急性并发症的是（　　）。
A. 低血糖　　　　　　　　　　　B. 酮症酸中毒
C. 高渗性非酮症糖尿病昏迷　　　D. 糖尿病足

2. 空腹血糖正常值为（　　）。
A. 3.9～6.0mmol/L　　　　　　 B. 3.0～6.0mmol/L
C. 3.9～7.1mmol/L　　　　　　 D. 3.0～7.1mmol/L

二、问答题

1. 试述2型糖尿病的症状。
2. 试述糖尿病的足部照护指导。

三、案例分析

李大爷，65岁，嗜酒，每日饮白酒4两。2型糖尿病病史3年，口服降血糖药物治疗，7天前因血糖控制不好，酮症酸中毒住院治疗，医嘱改为胰岛素注射治疗，昨日出院，今来日间照护中心寻求帮助，想了解自己的血糖监测操作

104　老年健康照护

及胰岛素注射是否正确，并增强自我疾病管理能力。你作为日间照护中心的照护师，应如何为李大爷提供照护和指导？

任务二　老年慢性阻塞性肺疾病患者的健康照护

学习目标

1.能够说出慢性阻塞性肺疾病的病因。

2.能够对慢性阻塞性肺疾病患者进行全面、准确的照护评估，明确照护需求。

3.能够根据照护需求为慢性阻塞性肺疾病患者提供全面、恰当的照护措施。

4.能养成"以人为本"的职业理念，照护过程中具有爱心、耐心、同理心。

任务引入

刘爷爷，男，78岁，烟龄50年。10年前开始反复出现咳嗽、咳痰。近年来每年发作超过3个月，尤其冬天及天气变化时症状特别明显。3年前被诊断为慢性阻塞性肺疾病。1周前因为受寒出现明显的不适，咳嗽、咳痰、气促症状加重，痰开始呈白色泡沫状后转为黄色脓性、量多，日常活动下感明显气急。去医院就医，经住院治疗后，症状有所缓解，2天前出院。医嘱规律用药、氧疗、定期监测肺功能、呼吸锻炼。今天刘爷爷来日间照护中心，你作为健康照护师，该如何为刘爷爷提供疾病自我管理的指导和照护？

慢性阻塞性肺疾病（chronic obstructive pulmonary disease，COPD），简称慢阻肺，是一种常见的以持续性气流受限为特征的慢性呼吸道疾病，大多由慢性支气管炎、支气管扩张症发展而来。表现为慢性咳嗽、咳痰、气短或呼吸困难等症状，气流受限呈进行性发展，不完全可逆，与气道和肺对有毒颗粒或

模块三 老年疾病的健康照护 **105**

气体的慢性炎症反应增强有关，可导致肺心病和呼吸衰竭。随着年龄的增加，COPD患病率呈明显增长趋势，60岁及以上老年人是COPD高发人群。老年人机体功能衰退，患病时间长，基础疾病多，耐受能力差，因此老年COPD预后较差。

一、病因

慢性阻塞性肺疾病的病因尚不十分确切。与慢性支气管炎和阻塞性肺气肿的发生相关的一些因素都可能参与慢性阻塞性肺病的发病。

1.环境因素

环境因素包括吸烟、空气污染、职业性的粉尘和化学物质吸入、患者社会经济状况等。吸烟是COPD发病的重要因素之一，吸烟者肺功能的异常率升高，被动吸烟也可能导致呼吸道症状；空气中烟尘和二氧化硫等明显增多时，COPD急性发作就增多，这些化学物质对支气管的黏膜产生刺激和细胞毒性作用，气道的清除功能遭受损害，为细菌的入侵创造条件，另外烹饪产生的大量的油烟、生物燃料产生的烟尘与室内的空气污染也与COPD发病有关；职业性的粉尘和化学物质如烟雾、过敏原、工业废气等浓度过大，接触时间过久后，可能导致COPD的发生；经济状况与营养状况、居住的环境、室内外空气的污染有一定的关系，也促进了COPD的发生。

2.个体内在因素

个体内在因素包括遗传因素，支气管哮喘的发生和气道高反应性、呼吸道感染。

某些遗传因素可以增加COPD发病的危险性，如α_1抗胰蛋白酶缺乏；支气管哮喘和气道的高反应性是COPD的危险因素，可能与机体的某些基因有关；呼吸道感染也是COPD发病和加剧的重要因素，肺炎链球菌、流感嗜血杆菌等是COPD急性发作的主要病原菌，病毒对于COPD发生和发展也起了重要的作用。

二、照护评估

1.病史

详细评估患者患病的相关因素，如生活习惯、嗜好、发病年龄、发病时间、病程时间、诱因，评估患病后的检查和治疗经过，目前用药情况和病情控制情况等；评估患者对疾病知识的了解程度，患病后有无焦虑、恐惧等心理情绪变化，家庭成员中患呼吸系统特别是慢性阻塞性肺疾病的情况及对本病的认识程度和态度等。如了解患者是否有长期或大量吸烟史，有无职业性或环境有害性物质接触史，有无家族聚集的倾向。起病是否在中年以后，病程是否发展缓慢，是否有反复呼吸道感染史及加重史，症状是否冬春寒冷季节好发，病情是否缓慢进展加重并发作逐渐频繁，有无低氧血症和（或）高碳酸血症。

2.常见健康问题

（1）慢性阻塞性肺疾病症状　COPD大多起病缓慢，病程较长，反复急性发作而加重。慢性咳嗽通常为首发症状，随病程发展可终身不愈，咳嗽早晨较重，夜间阵咳，痰一般白色黏液或浆液性泡沫痰，偶可带血丝，急性发作期可脓痰。气短或呼吸困难是COPD的标志性症状，早期仅在劳力时出现，后逐渐加重至日常活动或休息时也感到气促、呼吸困难。重度患者或急性加重期可出现胸闷、喘息，一些病情较重患者还可能出现全身性症状，如食欲减退、体重减轻、肌肉萎缩、焦虑或抑郁等。

（2）并发症　COPD患者急性加重时可发生慢性呼吸衰竭，有低氧血症和（或）高碳酸血症，出现缺氧和二氧化碳潴留的临床表现；可发生自发性气胸，突然出现胸痛，呼吸困难加重，伴有明显发绀，患侧肺部叩诊鼓音，听诊呼吸音减弱或消失；可进展为慢性肺源性心脏病，由于肺血管床减少，缺氧导致肺动脉痉挛，血管重塑，肺动脉高压，右心室肥大，最终发生右心功能不全；易并发睡眠呼吸障碍、继发性红细胞增多症、焦虑、抑郁等。

3.监测标准

（1）肺功能检查　是诊断COPD的金标准，用于判断病情和预后。FEV_1/FVC是评价气流受限的一项敏感指标。FEV_1指第一秒用力呼气容积，FVC指用力肺活量。吸入支气管扩张药后$FEV_1/FVC < 70\%$者，可确定为不能完全可逆的气流受限。COPD患者肺总量、功能残气量和残气量增高，肺活量、深吸气量降低。

（2）胸部影像学检查　胸部X线检查早期可无变化，以后可出现肺纹理增粗、肺气肿改变。X线胸片不作为常规检查，主要用于确定肺部并发症及鉴别其他肺疾病。胸部CT检查主要用于鉴别诊断。

（3）血气分析　晚期有呼吸衰竭或右心衰竭者可用于判断呼吸衰竭的严重程度及其类型。

（4）诊断标准　有慢性咳嗽咳痰、呼吸困难等临床表现，有吸烟等危险因

模块三 老年疾病的健康照护 **107**

素接触史，综合体检及实验室检查等进行分析确定。不完全可逆的气流受限是COPD诊断的必备条件。$FEV_1/FVC < 70\%$ 及 $FEV_1 < 80\%$ 预计值可确定为不完全可逆性气流受限。

少数无咳嗽咳痰症状的患者，仅在肺功能检查时 $FEV_1/FVC < 70\%$，而 $FEV_1 \geqslant 80\%$ 预计值，如除外其他疾病，亦可诊断为COPD。

三、照护措施

（1）饮食照护 慢性阻塞性肺疾病患者应采用高能量、高蛋白质、高脂、高维生素、低碳水化合物、易消化的膳食，宜少量多餐，避免辛辣和产气食物。保证摄入充足能量、蛋白质，但避免过度摄入而加重呼吸系统负担，产生或加重呼吸困难。脂肪能减少体内二氧化碳的产生，对COPD患者有利。但脂肪过高会引起消化不良。摄入过多的碳水化合物会引起二氧化碳潴留，使呼吸困难症状加重。维生素可提高机体免疫力、呼吸道上皮细胞的修复能力，因此饮食中要注意补充。稳定期保证充足饮水以稀释痰液，利于咳出。急性期或伴有感染、肺源性心脏病等情况下应控制液体摄入量，防止肺水肿。

（2）运动指导 包括骨骼肌的运动和呼吸肌的运动。运动应量力而行，持之以恒。骨骼肌的运动可以包括步行、骑车、登楼梯、打太极拳等，注意运动强度，考虑无明显呼吸困难的情况下患者的耐受力。呼吸肌的运动包括腹式呼吸、缩唇呼吸、全身性呼吸操等，还可以使用各种的呼吸训练器辅助运动。腹式呼吸可以减慢呼吸频率，增加潮气量，减少功能残余量，加强呼吸肌的肌力和耐力。缩唇呼吸通过缩唇形成的微弱阻力来延长呼气时间，增加气道压力，防止呼气时小气道过早闭陷，利于肺泡气体排出，减少残余气量。达到改善呼吸功能的目的。指导患者做锻炼时要做深缓呼吸，呼吸时采取坐位或立位，严格掌握循序渐进的原则，动作逐渐增加，次数由少到多，时间由短到长，以锻炼后不疲劳、呼吸自然为宜。

（3）用药照护 COPD药物治疗包括支气管扩张药、抗炎药、祛痰镇咳药和抗感染药。老年人用药要充分，疗程稍长，治疗方案要根据监测结果及时调整。要严格把握抗菌药物的使用指征。规范使用糖皮质激素、磷酸二酯酶抑制药，以免引起老年人高血压、白内障、糖尿病、骨质疏松及继发感染等。

（4）血氧饱和度监测 对于COPD患者，是否发生低氧血症、高碳酸血症，有助于提示当前病情的严重程度，而血氧饱和度监测是无创而有效的居家监测方法，也是评价氧疗效果的便捷可行的方法。要指导老人定期进行监测，并做好记录。

（5）氧疗指导　氧疗可以帮助患者补充氧气，排出过多二氧化碳，及时缓解症状，是有效改善COPD患者预后的主要方法之一。家庭氧疗有便于患者长期使用、避免医院感染、经济的益处。指导老人及家属使用家用氧气机等每日低流量（1～2L/min）持续吸氧，吸氧持续时间＞15h/d。避免氧浓度过高引起二氧化碳潴留。氧疗有效的指标：呼吸困难的症状减轻，呼吸频率减慢，心率减慢，活动耐力增加。

（6）有效咳嗽排痰指导　指导患者有效咳嗽的目的是帮助其清除呼吸道的分泌物，减少呼吸道阻塞症状。有效的咳嗽可以帮助痰液咳出。指导老人记录痰液的量、色和性质，有助于判断呼吸道感染情况。

（7）急性加重情况识别及应对　教会老人如果感到呼吸困难、胸闷较以往任何时候明显，咳嗽次数明显增多、加重，呼吸声音变粗、出现口哨音等异常声音，需要使用吸入药；咳嗽增多，痰呈黄色或黄绿色，需要使用抗生素治疗；如果出现胸闷、食欲缺乏，较平时疲倦，或休息状态仍感到呼吸困难，需要及时前往医院就诊。

（8）生活方式指导　指导老人和家属，老人居住环境要安静舒适，保持室内空气清新、洁净，注意通风。保持室温适宜，湿度合适。尽量避免粉尘、烟雾、有害气体吸入，根据气候变化及时增减衣物，避免受凉，戒烟忌酒。病情严重者注意卧床休息，保持舒适体位，利于改善呼吸及咳嗽排痰。

（9）心理调适指导　长期疾病造成的生活质量下降，会使老年COPD患者变得畏缩，与外界隔离，失眠、焦虑、抑郁。指导老人多与家人沟通，与他人互动，在身体状况许可情况下参加各种社交团体活动，促进情绪改善，促进睡眠质量改善。

四、任务实施

根据任务情境，为刘爷爷提供疾病自我管理的指导和照护。通过实践演练，使同学们可以进一步掌握慢性阻塞性肺疾病的相关知识，锻炼与照护对象沟通的能力，增强评估能力，并结合照护对象实际情况提供全面恰当的照顾措施。

[第一步]工作准备

（1）环境准备　模拟日间照护中心。

模块三 老年疾病的健康照护 **109**

（2）物品准备 准备好所需物品，能满足完成照护任务，且物品性能完好、放置合理。包括治疗车、洗手液、体温计、电子血压计、家用制氧机、指夹式血氧仪、痰杯、照护记录单等。

（3）人员准备 将同学分成若干小组，每组4～6人，进行角色扮演，共同完成活动操作。

[第二步]沟通解释评估

（1）问好，自我介绍，友好微笑，用对方喜欢的称呼方式开展沟通，注意保持目光接触和平视交流，举止得体，用语礼貌，自然开启话题，构建良好的合作关系。

（2）采用有效方法核对刘爷爷基本信息。

（3）结合案例对刘爷爷进行综合评估，包括一般情况（如精神状态、饮食、大小便、睡眠等）、心理状态、疾病相关的症状、针对本情境可能存在的特殊情况、对疾病的了解和当前的需求（如什么是慢性阻塞性肺疾病及其病因、加重情况、用药情况等）。

（4）为刘爷爷介绍照护任务及目的、操作时间、关键步骤，介绍需要刘爷爷注意和（或）配合的内容，获得理解并愿意配合。

[第三步]实际照护过程

（1）指导并教会刘爷爷血氧饱和度自我监测方法

① 七步洗手法洗手。

② 测量生命体征：按照标准操作，为患者测量体温、脉搏、呼吸、血压，告知患者测量结果并记录。

③ 询问刘爷爷是否使用过指夹式血氧仪，是否会自我测量。

④ 捏开血氧仪夹子，选择一个血液循环正常、无皮肤破损的手指完全放入硅胶孔内，指甲面对准测试点。

⑤ 按下面板电源。

⑥ 等待屏幕显示数值，读取结果并告知患者。

⑦ 物品归位，洗手。

⑧ 记录血氧饱和度值。

⑨ 向刘爷爷解释数值及正常范围，评价刘爷爷的接受程度和满意程度，询问血氧仪使用方法的掌握情况，及时纠正操作偏差，对其不确定的内容进行

强调。

（2）指导并教会刘爷爷使用制氧机氧疗

① 七步洗手法洗手。

② 解释氧疗的重要性。

③ 湿化瓶内加入适量蒸馏水。

④ 打开电源开关，显示屏正常显示，提示制氧机正常运作。

⑤ 遵医嘱调节氧流量（一般为 1 ～ 2L/min）。

⑥ 将鼻导管插入制氧机氧气出口位置，鼻导管出气口靠近手背测试是否有正常出气。

⑦ 协助刘爷爷正确佩戴好鼻导管。

⑧ 遵医嘱吸氧，每日 15 小时以上。

⑨ 氧疗完成，协助整理物品。

⑩ 评价刘爷爷的接受程度和满意程度，询问制氧机使用方法的掌握情况，及时纠正偏差，对其不确定的内容进行强调。

（3）指导并教会刘爷爷有效咳嗽　尽可能采用坐姿，深而慢的呼吸 5 ～ 6 次，然后深吸气至膈肌完全下降，屏气 3 ～ 5 秒，身体前倾，进行 2 ～ 3 次短促有力的咳嗽，咳嗽同时收缩腹肌，或用手按压上腹部，帮助痰液咳出，观察并记录痰液的量、色和性质。

（4）指导并教会呼吸运动锻炼

① 缩唇呼吸：闭嘴用鼻吸气，然后呼气时将嘴唇缩成吹口哨状或口含吸管状，同时收缩腹部。吸气与呼气时间比一般为 1 ∶ 2 或 1 ∶ 3。每次 5 ～ 10 分钟，每天 4 次。

② 腹式呼吸：取站位、平卧位或半卧位，双手分别放于前胸和上腹。用鼻缓慢吸气，使膈肌最大限度下降，腹部尽可能地扩张，手能感到腹部向上抬起。用口呼气，腹肌收缩，手感到腹部下降。每次练习 1 分钟、休息 2 分钟，每天 3 ～ 4 次。

（5）健康指导

① 指导刘爷爷增加对疾病的认识，了解慢性阻塞性肺疾病的病因、临床表现、用药等。做好心理调适，提高对治疗的依从性，提高生活质量，减少再住院的概率。

② 根据刘爷爷饮食习惯，提供恰当的饮食指导。劝导刘爷爷戒烟禁酒。每日能量摄入根据活动消耗，以控制在合理体重（BMI 18～24）为目标。蛋白质摄入量为1.0～1.5g/（kg·d），选择鱼、蛋、瘦肉、牛奶等食物。避免摄入过量脂肪、碳水化合物。可选择植物油、水果、深色蔬菜、动物肝脏等。除急性期或伴有感染时，饮水1500mL/d以上。

③ 根据刘爷爷情况指导居住环境要经常通风，保持温度适宜，一般22～24℃，夏季26～28℃，相对湿度控制在50%～70%。平时无气促情况下选择步行、登楼梯、打太极拳等运动，注意运动强度，餐后1小时进行，每周4～5次，每次20分钟左右，以不感到疲劳为宜。气候变化时及时增减衣物，避免受凉，雨雪或空气污染严重时减少外出。

④ 指导刘爷爷了解慢性呼吸衰竭、自发性气胸、慢性肺源性心脏病等COPD并发症及急性发作的表现，一旦出现血氧饱和度下降（低于90%）、胸痛、呼吸困难加重、心悸、水肿等情况，要及时就医。

⑤ 评价刘爷爷的接受程度和满意程度，及时纠正偏差，对其不确定的内容进行强调。

评价标准如下。

评价指标	评价要素	分值	得分
工作准备 （10分）	物品准备齐全，操作过程不缺用物，能满足完成整个操作，性能完好，摆放合理	3	
	环境准备情况，包括温湿度适宜，光线明亮，空气清新	3	
	照护对象准备：照护对象状态良好，可以配合操作 个人准备：着装、装饰等是否符合规范，操作过程中是否按要求洗手	4	
沟通解释评估 （20分）	问好、自我介绍、友好微笑、称呼恰当、举止得体、用语礼貌，选择合适话题，自然开启话题等	5	
	采用有效方法核对照护对象基本信息	5	
	结合案例对照护对象进行综合评估 1. 一般情况（如精神状态、饮食、大小便、睡眠等） 2. 心理状态 3. 疾病相关的症状 4. 针对本情境可能存在的特殊情况 5. 对疾病的了解和当前的需求（如什么是COPD及其病因、加重情况、用药情况等）	5	
	1. 为照护对象介绍照护任务、任务目的、操作时间、关键步骤 2. 介绍需要照护对象注意和配合的内容 3. 获得照护对象理解，并且愿意配合	5	

续表

评价指标	评价要素	分值	得分
实际照护过程（70分）	指导并教会照护对象血氧饱和度自我监测方法： 1. 指导方法正确 2. 照护对象能自己测血氧饱和度并记录 3. 明确血氧饱和度适宜的监测时间、次数、正常值	5	
	指导并教会照护对象使用制氧机氧疗： 1. 指导方法正确 2. 照护对象能自己使用制氧机吸氧 3. 明确制氧机使用注意事项	15	
	指导并教会照护对象有效咳嗽： 1. 指导方法正确 2. 照护对象能有效咳嗽排痰 3. 照护对象能根据痰的量、色、质判断疾病发展情况	10	
	指导并教会照护对象呼吸运动锻炼： 1. 指导方法正确 2. 照护对象学会正确的腹式呼吸锻炼 3. 照护对象学会正确的缩唇呼吸锻炼	10	
	在照护过程中结合老年人情况开展健康指导，如疾病预防和康复、健康生活方式等： 1. 教育方式恰当，如讲解与示范相结合 2. 语言简单易懂，尽量使用生活化语言 3. 表达准确、逻辑清晰、重点突出	6	
	心理照护：贯穿于照护过程始终，及时疏导照护对象不良情绪，鼓励照护对象积极配合治疗	4	
	坚持卫生的原则：严格按手部卫生的5个时机，必要时戴手套，正确使用防护材料，正确处理废弃物	4	
	发挥能动性：在照顾过程中能鼓励并尽量使照护对象亲力亲为，告知其如何发挥能动性	4	
	保护照护对象隐私：例如保护照护对象的个人信息，为其使用保护性材料（屏障）等	4	
	注意劳动保护：运用人体力学原理，注意节力和自身劳动保护	4	
	操作结束前询问照护对象有无其他需求、是否满意（反馈），整理各项物品，做好记录	4	

知识拓展

2023年发布的《老年慢性阻塞性肺疾病管理指南》关于健康教育推荐意见如下。

（1）生活方式干预

① 饮食：多摄入抗氧化剂（新鲜蔬菜、水果及豆类等）、富含亮氨酸等支

链氨基酸的优质蛋白质（乳清蛋白及其他动物蛋白）、n-3 多不饱和脂肪酸、维生素 D、低碳水化合物和低糖高脂饮食。

② 睡眠：创设优质睡眠环境、改善夜间症状、医患沟通、心理干预等，非药物干预方式，包括睡眠认知疗法、睡眠卫生教育、刺激控制疗法、睡眠限制和松弛治疗等。当睡眠障碍严重影响患者的日间功能且非药物干预无效时，可以考虑使用短期、适量的药物治疗。

③ 戒烟：对愿意戒烟的 COPD 患者采取"5A"戒烟干预方案，对没有戒烟意愿的患者采取"5R"干预措施以增强其戒烟动机。戒烟干预措施包括行为干预和药物干预。

（2）心理干预　推荐个性化、支持性、聚焦式、陪护参与式心理干预。通过言语激励、行动激励、情感支持、家庭支持等方式改善患者总体疗效。

（3）康复训练　耐力训练常见方式有步行、跑步、爬楼梯、平板运动、骑自行车、游泳等，其中骑自行车或步行是最常用的运动方式。中医康复技术包括打太极拳、八段锦。

（4）疾病管理模式　"医院-社区-家庭"闭环管理模式、自我管理模式等。

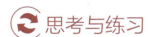
思考与练习

一、单选题

1. 下列哪项是慢性阻塞性肺疾病的标志性症状（　　）。
A. 咳嗽　　　　B. 咳痰　　　　C. 呼吸困难　　　　D. 体重减轻
2. 下列肺功能指标结果，哪项可以表明气道不完全受限（　　）。
A. 70% < FEV_1/FVC < 90% 及 FEV_1 > 80% 预计值
B. FEV_1/FVC < 70% 及 FEV_1 < 80% 预计值
C. FEV_1/FVC > 90% 及 FEV_1 < 80% 预计值
D. FEV_1/FVC > 70% 及 FEV_1 > 80% 预计值

二、问答题

1. 试述慢性阻塞性肺疾病的并发症。
2. 试述慢性阻塞性肺疾病急性加重情况识别及应对。

三、案例分析

王大伯，65 岁，1 周前因感冒、咳嗽咳痰、气促加重入院。住院经抗生素治疗和雾化治疗，目前病情稳定，一天前出院回家。王大伯患慢性阻塞性肺病已经8年了。他经营一家餐馆，是位中餐厨师，18岁开始学习厨艺，至今已40余年。近年来因疾病，餐馆已交予儿子打理，但还是有时去餐馆帮忙，但每次工作后都会感到很不舒服。近两年冬天症状会加重一些。这次住院后他心情有点糟糕，担心自己不能再工作。王大伯今天来日间照护中心寻求帮助，想知道自己如何在日常生活中照顾自己，增强自我疾病管理能力，也想了解自己还能不能再去餐馆工作。你作为日间照护中心的照护师，应如何为王大伯提供照护和指导？

任务三　老年直肠癌造口术术后患者的健康照护

学习目标

1. 能够说出直肠癌的病因。

2. 能够对直肠癌造口术术后患者进行全面、有针对性的照护评估，明确照护需求。

3. 能够根据照护需求为直肠癌造口术患者提供全面、恰当的照护措施。

4. 能养成"以人为本"的职业理念，照护过程中具有爱心、耐心、同理心。

任务引入

　　杨先生，男，67岁，退休前是公司高层管理者。1个月前确诊为直肠癌Ⅱ期。3周前进行直肠癌根治术和永久肠造口术，术后2周到康复中心继续治疗1周，恢复良好。杨先生3天前从康复中心出院回家。出院后和妻子同住，日常生活都是由他妻子照顾。前天他妻子回老家，出门前已帮助杨先生更换过造口袋。

　　今天早晨，杨先生注意到造口袋内容物过多（约3/4），并充满气体，他比较担心，但无法自行处理，故来到日间照护中心寻求帮助。你作为健康

模块三 老年疾病的健康照护 115

> 照护师，这是你第一次与杨先生见面，该如何为杨先生提供居家造口自我管理的帮助和指导呢？

直肠癌是指从齿状线至直肠乙状结肠交界处之间的癌，是消化道最常见的恶性肿瘤之一。直肠癌的治疗是以外科手术为主，辅以化疗、放疗等综合治疗。经腹会阴联合切除（Miles手术）适用于距肛缘不足7cm的直肠下段癌，切除范围包括乙状结肠及其系膜、直肠、肛管、肛提肌、坐骨直肠窝内组织和肛门周围皮肤，并在腹部做永久性结肠造口（人工肛门）。结肠造口是指外科医生为了治疗某些肠道疾病（如直肠癌、溃疡性结肠炎等）而在腹壁上所做的人为开口，并将一段肠管拉出开口外，翻转缝于腹壁，从而形成了肠造口。其作用就是代替原来的会阴部肛门行使排便功能。

一、病因

直肠癌的病因仍不十分清楚，其发病与社会环境、饮食习惯、遗传因素等有关。

1. 饮食因素

直肠癌的发病与饮食因素密切相关，其中包括低纤维饮食、高脂高蛋白饮食、缺乏微量元素与维生素（包括缺乏钙、硒、维生素C等）。

2. 遗传因素

遗传因素在直肠癌发病中起重要作用，5%～20%的直肠癌为遗传性直肠癌，包括林奇综合征、家族性腺瘤性息肉病（FAP）和黑斑息肉综合征等家族遗传性疾病，有直肠癌家族史者，直系亲属患直肠癌的风险明显高于无家族史者。

3. 年龄因素

多数诊断为直肠癌的患者大于50岁。

4. 化学致癌物质

亚硝胺及其化合物是导致直肠癌最重要的化学致癌物，油煎、烘烤食品中的甲基芳香胺也与直肠癌的发生密切相关。此外，胆汁酸和胆固醇在肠道厌氧菌群的作用下也可形成多种化学致癌物质。

5. 消化道疾病

溃疡性结肠炎、克罗恩病、直肠腺瘤、直肠息肉患者患直肠癌的概率也会上升。

6. 生活方式

烟草是一种明确的致癌物质，吸烟与直肠腺瘤的发生有密切关系。肥胖是直肠癌的危险因素。长期的精神压抑也被认为是直肠癌的危险因素。长期处于极轻体力活动有可能是直肠癌的诱发因素，因体力活动可以促进肠道蠕动，帮助粪便排出，减少肠道与粪便中致癌物质的接触时间。

7. 寄生虫

血吸虫病也被认为是直肠癌的诱因之一。

二、照护评估

1. 病史

详细评估患者患病的有关因素，了解患者的生活方式、饮食习惯、食量、睡眠、排泄情况和情绪等；评估患病后的检查和治疗经过的知晓情况；患者对于病情的了解及需求；现阶段对于造口的接受程度以及造口日常照护的知识储备；目前用药情况和治疗情况等。患者自我照护的意愿和能力，是否愿意自行清洁和更换造口袋，是否存在抵触心理；患病后有无焦虑、恐惧等心理变化，以及患者的心理和社会支持系统等。

2. 常见健康问题

（1）造口术术后相关症状　询问造口手术的时间，评估术后是否有恶心、呕吐、腹痛、腹胀、腹泻的表现等；手术部位有无红、肿、热、痛的症状；是否存在肠液大量渗出导致水电解质代谢紊乱的症状，如水肿、口干舌燥、全身乏力等。

（2）造口相关并发症　正常造口颜色为肉红色，有光泽，并且湿润，犹如正常人口唇的颜色。术后初期可能有水肿，一般可在6周内逐渐减退。造口的高度为肠管突出皮肤表面的高度，理想高度为1～2cm。造口的形状一般为圆形、椭圆形、不规则形。造口周围皮肤是颜色正常、完整的，与相邻的皮肤表面没有区别。注意评估结肠造口颜色有无异常，排泄物的性状及量。常见的造口并发症包括造口出血、造口狭窄、造口回缩、造口脱垂、造口缺血/坏死、造口周围皮肤损伤等。

三、照护措施

1. 饮食指导

在充分了解患者的饮食喜好和习惯的基础上，为患者提供恰当的饮食指

模块三 老年疾病的健康照护 **117**

导。饮食原则包括营养均衡、定时进食、多饮水，进餐时充分咀嚼、细嚼慢咽，避免进食太快，进食时不要说话。具体饮食选择如下。

（1）早期以易消化、少渣的优质蛋白食物为主 如鸡蛋羹、碎肉末、豆腐脑等，并适量摄入瓜果蔬菜类食物，但避免粗纤维蔬果，以保持大便通畅。此后遵循少量多餐、循序渐进的原则逐步过渡到正常饮食。

（2）适量摄入含粗纤维的食物 含粗纤维的食物主要有谷物类、藻类、菌类、叶类蔬菜和部分果类等。同时对于肠造口患者而言，还要确保饮水充足，避免发生大便干结，堵塞肠管，不易排出的情况。

（3）减少摄入易产生气体和异味的食物 产气类食物包括卷心菜、黄豆、芝士、碳酸饮料、啤酒等，以及某些行为如嚼口香糖、吸烟、进食时说话也能使肠道内气体增加。产生异味的食物有洋葱、韭菜、大葱、蒜等。

（4）避免进食容易引起腹泻的食物 肠造口患者比一般患者更容易出现腹泻。引起腹泻的主要原因是不洁饮食，所以一定要注意食品卫生，特别是在外就餐时。避免辛辣、过冷、过热以及咖喱、椰奶、绿豆、菠菜、油炸食物、含高浓度香料（花椒、八角等）的食物、酒类等。如出现腹泻症状，可食用炖苹果、香蕉、苹果酱、花生酱、燕麦卷等可溶性纤维食物，以硬化松软的粪便，使粪便成形。发生腹泻时还可以适量喝一些含钾、钠高的溶液，如盐水、果汁等，以及时补充水分及电解质。建议随身携带造口袋及相关物品，以便发生腹泻时随时更换，并做好造口周围皮肤的清洁；严重腹泻时应立即到医院就诊，必要时在医生指导下服用缓泻药。

（5）避免容易导致便秘的行为或习惯 肠造口患者也容易出现便秘。饮食调配不当、食物或水分摄入过少、错误的灌洗方法、情绪紧张、排便习惯受到扰乱以及有便秘史等原因都会导致便秘。便秘的患者应保证每天摄入充足的水分（2000mL左右），增加新鲜蔬果、含膳食纤维等食物的摄入，以促进肠蠕动，防止大便干结嵌塞；可适当添加益生菌，调节肠道功能。发生便秘时可用手在脐部周围顺时针按摩，促进肠蠕动；便秘严重者应在医生指导下服用泻药，不主张自行使用大便软化剂。

2.运动指导

术后恢复后，肠造口患者可根据自身具体情况决定运动方式、时间及运动量等。循序渐进地恢复一些力所能及的低强度运动，如打太极拳、散步、慢跑等；不宜进行剧烈运动或增加腹压的运动，尤其是撞击性的运动，如跳水、摔跷等；在进行某些球类运动或会有轻微碰撞的运动时，最好能佩戴造口保护盾来保护造口，以免肠造口意外受损。应避免举重动作，以减少造口旁疝、造口脱垂等情况发生。

3. 沐浴指导

一般来说，造口及切口处皮肤完全愈合后就能洗澡，无论是粘贴着造口袋还是脱下造口袋均可沐浴，避免过度用力擦洗造口或碰撞造口，并选用无香精的中性沐浴液。洗净后擦干造口周围皮肤，换上干净造口袋即可，要避免盆浴。

（1）如果沐浴当日需更换造口袋者，则可将造口袋揭除后沐浴，用清水清洁造口及周围皮肤。

（2）如果沐浴当日不需要更换造口袋，则指导患者将造口袋排空后佩戴造口袋沐浴，可在造口底板的边缘贴上防水胶布，沐浴后擦干造口袋，检查造口袋有无松脱，也可以佩戴浴盖进行沐浴。

4. 排便习惯的养成

造口恢复后可参照患者过去的排便习惯每天定时灌肠，促进定时排便规律的建立。也可指导患者进行定时排便训练，每天在固定时间内模拟排便训练，无论有无便意均做排便动作。长时间的训练可使大脑形成条件反射，养成习惯，在固定时间内排便并清理干净，免去了不定时排便带来的不便与气味造成的尴尬。逐步养成定时排便的习惯，从每日数次逐步固定到1～2次。当有便意时不憋忍，可用手在脐周顺时针方向按摩，以促进肠蠕动。平时注意减轻腹压，避免剧烈咳嗽和用力排便，防止造口脱垂等异常情况发生。

5. 日常指导

（1）消除异味　可在造口袋内放除臭剂，或使用消臭型造口袋等。

（2）防止人工肛门口狭窄　可戴上乳胶手套，食指涂上液体石蜡或食用麻油，轻轻伸入人工肛门内，通过狭窄环，然后轻轻转动手指，1～2分钟后退出，每日2次，保持大便如食指粗细为宜。

（3）保持造口周围皮肤清洁干燥　人工肛门周围皮肤会因肠内容物和分泌物污染引起皮肤损伤，每日排便后用泡过温水的小毛巾擦洗干净，禁用粗糙的干纸或布类擦拭。造口基底部可涂防漏膏或造口保护粉保护皮肤，如果造口周围皮肤有红肿，可用热毛巾湿敷。

（4）日常生活中应避免举重动作和过度活动增加腹压的动作，如剧烈咳嗽、提重物等，以减少造口旁疝、脱垂的情况发生。

（5）注意复查时间，复查的时间一般为3个月1次，若发现造口红肿、疼痛、出血、狭窄等症状，要及时就医。

（6）注意造口袋更换或清洗的时间，造口袋更换的频次取决于造口的类型、造口部位、造口的排放液性状和量等，大便较为成形，排便较规律后，一件式造口袋更换时间为3～5天，二件式造口袋的底盘更换时间为7～10天，但底盘发生渗漏时需立即更换。若造口袋还在使用范围内，但排泄物较多，超过1/3时，建议及时排空并清洗造口袋。

6.紧急或异常情况的识别和处理

（1）造口出血　造口黏膜富含毛细血管，容易出血，当出现轻微出血时，可以用纸巾按压止血，或者在出血部位撒上造口保护粉再进行按压止血，若出血量大或出血不止则需及时就诊。

（2）造口狭窄　若排便正常且无腹胀的情况，可以选择合适时间去医院就诊；若严重狭窄，出现排便困难、腹痛腹胀时，需马上就诊。

（3）造口回缩　由于缝线过早脱落、造口周边愈合不良、体重急剧增加等因素，可能会出现造口内陷，低于皮肤表层，从而引起粪便渗漏，导致污染或损伤造口周围皮肤。发生此类情况需马上就诊。

（4）造口脱垂　轻度脱垂者，平卧位后脱垂的肠管可自行回纳，回纳后观察有无再次脱垂、肠造口黏膜颜色是否正常、排便是否正常等，避免做增加腹压的动作。如果造口严重脱垂，出现肠管嵌顿或坏死需及时就诊。

（5）造口缺血/坏死　急性（早期）肠造口缺血坏死表现为肠造口外观局部或完全变紫，甚至变黑，一般发生在术后24～48小时；慢性（晚期）肠造口黏膜坏死表现为肠造口黏膜苍白、干瘪，继而黏膜变成灰褐色。出现以上情况需及时就诊。

（6）造口周围皮肤损伤　由于造口排泄物（类便）渗漏长期刺激皮肤或长期使用刺激皮肤的清洁剂，引起造口周围皮肤出现红肿、皮疹、瘙痒、疼痛甚至破溃等表现时，需及时就诊。

7.外出指导（包括工作、社交、旅行等）

手术伤口愈合、体力恢复后，可回归工作和社交，要避免从事搬运、建筑等重体力劳动；鼓励患者通过参加社交活动逐渐恢复正常生活；参加工作或社交活动前排空造口袋或更换新的造口袋，并随身携带造口护理用品。如有旅行或长途出差时，指导患者了解当地造口护理用品购买的地点，随身携带造口护理用品，以便随时更换；乘坐交通工具不会影响造口，但要避免安全带压迫或摩擦造口；如有乘坐飞机的需求，宜使用开口袋或配有碳片的造口袋，因为飞机上压力的变化，胃肠气会增加；随身携带常用的止泻药和抗生素；注意饮食卫生，尽量不改变饮食习惯。

8.心理调适指导

进行直肠癌根治术的患者最大的心理障碍是认为术后腹壁造口不卫生，会妨碍生活、妨碍与他人接触，甚至为此拒绝手术。因此，术前应向患者充分解释手术的必要性和术后的康复措施，解除其顾虑，使其能很好地配合手术与术后康复。可采用保护性心理护理、支持性心理护理、暗示性心理护理、分析性心理护理。安慰患者，解除患者的焦虑，鼓励患者及家属说出对疾病的感受，尤其是肠造口可能带来的生理、心理、社会、家庭等方面的影响。密切观察患者的情绪反应，应鼓励患者诉说自己对疾病恐惧的心理感受，分析原因和程度，给患者提供必要的指导和帮助，让患者学会减轻或消除恐惧心理的调节方法，如听轻音乐、看书、看电视、外出散步、肌肉放松训练、与人聊天等。

9.性生活

告知患者体力恢复后可尝试恢复性生活。指导患者性生活前先排空或更换造口袋并检查造口袋的密封性，也可佩戴迷你型造口袋。告知患者禁止通过肠造口性交；如遇性生活障碍等问题，建议咨询专科医生寻求帮助。

四、任务实施

根据任务情境，为杨先生提供居家造口自我管理的帮助和指导。通过实践演练，使同学们进一步掌握肠造口的相关知识及更换技能，锻炼与照护对象沟通的能力，增强评估能力和心理调适能力等，并结合照护对象实际情况提供全面恰当的照护措施。

[第一步]工作准备

（1）环境准备　模拟日间照护中心，屏风遮挡，注意隐私性。

（2）物品准备　准备好所需物品，能满足完成照护任务，且物品性能完好，放置合理。包括治疗车、洗手液、垃圾桶及垃圾袋、椅子、照护记录单、仿真造口模型、冲洗瓶、温水、纸巾（干、湿）、纱布、一次性治疗碗、一次性治疗巾、镜子、一次性手套、弯剪、造口袋（一件式、二件式）、皮肤保护喷雾、皮肤保护粉、防漏膏、造口测量尺等。

模块三　老年疾病的健康照护　**121**

（3）人员准备　将同学分成若干小组，每组4～6人，进行角色扮演，共同完成活动操作。

[第二步]沟通解释评估

（1）问好，自我介绍，友好微笑，用对方喜欢的称呼方式开展沟通，注意保持目光接触和平视交流，举止得体，用语礼貌，自然开启话题，构建良好的合作关系。

（2）采用有效方法核对杨先生基本信息。

（3）结合案例对杨先生进行综合评估，包括一般情况（如生活方式、饮食习惯、大小便、睡眠等）、心理状态、疾病相关的症状、针对本情境可能存在的特殊情况、对疾病的了解和当前的需求（如对造口的接纳程度、自我照护的意愿和自我管理能力等）。

（4）为杨先生介绍照护任务及目的、操作时间、关键步骤，介绍需要杨先生注意和（或）配合的内容，获得理解并愿意配合。

[第三步]实际照护过程

（1）指导并教会杨先生自行清洁造口袋

①七步洗手法洗手，戴一次性手套。

②将造口袋对准垃圾桶。或在家时可直接对准马桶，提前在马桶里放置纸巾防止排泄物溅出。

③打开造口袋底端夹子，捏住出口，对准马桶，将袋子里的排泄物挤入马桶内，尽量倾倒完全。如遇二件式造口袋，一手按住底盘，另一手抓住袋子上扶翼拉离底盘。若袋子有锁扣的，则须先打开锁扣，方法是用指尖向身体方向按压锁扣，然后用同样方法取下。

④用纸巾擦干造口袋底端出口。

⑤一手拿冲洗瓶，另一手捏住造口袋底端出口，将冲洗瓶的冲洗管放入造口袋中，倒置冲洗瓶（冲洗管向上）并挤压冲洗瓶，用温水冲洗造口袋，直至排泄物冲洗干净为止。如排泄物附着在造口袋内壁，不易冲洗干净，可先稍微冲洗一下，轻轻按摩造口袋，然后再次冲洗直至排泄物清洗干净。冲洗过程中动作轻柔，并避开造口部位。

⑥挤出造口袋内的空气和水分，用纸巾擦干造口袋底端出口，夹紧造口袋并检查有无渗漏，确保造口袋底端开口处清洁干燥。

⑦正确处理医疗废弃物，脱手套，洗手。

⑧ 评价杨先生的接受程度和满意程度，鼓励杨先生复述或操作一遍，照护师及时纠正操作偏差，对其不确定的内容进行强调。

（2）指导并教会杨先生更换造口袋

① 指导杨先生选择合适的体位，尽量取站立位（站在镜子前）。

② 七步洗手法洗手，戴一次性手套。

③ 观察造口袋情况。包括造口袋内排泄物情况（颜色、性状、气味、气体和量）。以及造口袋外观有无渗漏、污染等。

④ 可根据情况铺一次性治疗巾，避免污染衣物。

⑤ 排空造口袋。

⑥ 揭除造口袋：一手按住周围皮肤，另一只手捏住造口袋从上往下、从左往右轻柔取下造口袋，避免用力撕扯，损伤造口及周围皮肤；如造口袋粘贴过紧不易取下时，可先行湿润，有助于取下造口袋。取下造口袋后，如有胶印，可用造口黏胶去除剂协助去除。

⑦ 检查造口底盘是否被排泄物腐蚀、造口底盘上是否沾有排泄物，以此来判断是否需要调整造口底盘的类型以及更换造口底盘的频率。

⑧ 将造口袋扔进垃圾桶内。

⑨ 清洁造口及周围皮肤：用温水纱布或湿纸巾轻轻擦拭造口，清除造口上的粪便；更换温水纱布或湿纸巾，擦洗造口周围皮肤，从外向内，根据皮肤的清洁程度，直至清洁干净为止。清洁造口和皮肤的水温不宜过高（35～37℃为宜），避免烫伤。

⑩ 观察造口及周围皮肤：杨先生可以通过镜子仔细观察造口及周围皮肤。正常造口是湿润的、红色或粉红色、圆形或椭圆形，触之易出血，高出周围皮肤1～2cm。观察造口周围皮肤有无红肿、皮疹、破损、溃疡等。出现异常情况及时就医。

⑪ 脱手套，七步洗手法，重新更换一副手套。

⑫ 保护皮肤：待皮肤充分晾干后，用皮肤保护剂均匀地喷涂或涂抹于造口周围皮肤上，稍等成膜；如果周围皮肤已有发红、皮疹，则先涂抹造口护肤粉，再喷涂造口皮肤保护剂。

⑬ 测量造口：使用造口测量尺测量造口大小，选择造口测量尺上最接近造口大小的圆圈，测量时避免触碰造口黏膜，明确造口的直径。尤其手术后6～8周内，造口水肿会引起造口大小发生变化。因此每次更换造口袋时，都

需要测量其大小，6～8周后造口大小基本稳定。

⑭ 剪裁造口袋：根据测量的大小，使用造口专用弯头剪刀合理剪裁造口底盘的大小。如果底盘过大，则排泄物容易渗漏，导致接触的造口皮肤破损、溃烂。如果底盘过小，则造口会被擦出血或肉芽组织增生。剪完可以用手指抚平边缘，使剪裁边缘光滑，避免擦伤造口。剪裁底盘的大小要比造口实际测量值大1～2mm，如剪裁过大，易发生渗漏；如剪裁过小，易挤压造口，导致造口出血或缺血。

⑮ 必要时使用防漏膏或防漏环：如发现造口周围排泄物渗漏或者造口形状不规则，就在造口周围涂抹防漏膏。如造口周围皮肤出现破溃、糜烂等开放性损伤，则使用防漏环。

⑯ 粘贴新造口袋

a.一件式造口袋：撕去底盘粘贴面上的保护纸，按照造口位置自下而上将剪裁好的造口底盘粘贴在皮肤上。

b.二件式造口袋：撕去底盘粘贴面上的保护纸，先将底盘粘贴好，然后自下而上将造口袋嵌入底盘中，可使用双手的两只大拇指分别从下往上按压嵌入位置，当听到"咔嗒"一声说明袋子已装在底盘上（造口袋有锁扣，则在安装前使锁扣处于打开状态，装上袋子后，两指扣紧锁扣，听到"咔嗒"声，表明袋子已和底盘锁好，然后轻轻往下拉袋子看是否扣牢）。

粘贴新的造口袋时，造口袋可稍微向左下方倾斜，避免坐位时的压迫。

⑰ 贴完造口袋后，嘱咐杨先生用手轻轻按压造口粘贴处5分钟左右，松开后检查，确保造口袋与皮肤之间粘贴牢固。

⑱ 夹闭造口袋：排空造口袋内空气，用夹子夹闭造口袋底端。

⑲ 正确处理用物，脱手套，七步洗手法洗手。

⑳ 评价杨先生的接受程度和满意程度，鼓励杨先生复述一遍，照护师及时纠正操作偏差，对其不确定的内容进行强调。

（3）健康指导

① 指导杨先生增加对疾病的认识，了解肠造口的功能，掌握独立清洗和更换造口袋的技能等。做好心理调适，提高自我照护和管理的能力，以乐观积极的态度面对生活。

② 了解杨先生的饮食喜好和习惯，为杨先生提供恰当的饮食指导。早期建议以易消化、少渣的优质蛋白食物为主，如鸡蛋羹、碎肉末、豆腐脑等，适

量摄入瓜果蔬菜类食物，但避免粗纤维蔬果，以保持大便通畅。此后遵循少量多餐、循序渐进原则逐步过渡到正常饮食。正常饮食遵循优质蛋白为主、瓜果蔬菜类和粗纤维食物适量、摄入充足水分的原则。避免容易产生气体和异味的饮食和行为，如吃过多的卷心菜、黄豆、洋葱、大蒜以及吸烟、吃饭时讲话等。同时避免吃一些容易引起腹泻的食物，应足量饮水，并建立健康良好的饮食习惯。

③ 根据杨先生的情况指导其选择散步、打太极拳等有氧运动，具体运动时间和运动量可根据自身情况调节，以不感到疲劳为宜。避免具有损伤性的运动，必要时佩戴造口保护盾。

④ 为杨先生提供关于日常沐浴的指导和建议。

⑤ 向杨先生说明并解释定时排便训练的方法和目的，指导杨先生进行定时排便训练。

⑥ 指导杨先生日常生活中造口的护理，包括消除异味、预防造口旁疝及脱垂、工作与社交前的护理等。

⑦ 指导杨先生学会观察并识别造口的紧急/异常情况、掌握紧急/异常情况的处理等。

⑧ 评价杨先生的接受程度和满意程度，及时纠正偏差，对其不确定的内容进行强调。

评价标准如下。

评价指标	评价要素	分值	得分
工作准备 （10分）	物品准备齐全，操作过程不缺用物，能满足完成整个操作，性能完好，摆放合理	3	
	环境准备情况，包括温湿度适宜，光线明亮，空气清新，注意隐私性	3	
	照护对象准备：照护对象状态良好，可以配合操作 个人准备：着装、装饰等是否符合规范，操作过程中是否按要求洗手	4	
沟通解释评估 （20分）	问好、自我介绍、友好微笑、称呼恰当、举止得体、用语礼貌，选择合适话题，自然开启话题等	5	
	采用有效方法核对照护对象基本信息	5	
	结合案例对照护对象进行综合评估 1.一般情况（如生活方式、饮食习惯、食量、睡眠、排泄情况和情绪等） 2.心理状态（对造口的接纳程度） 3.疾病相关的症状 4.针对本情境可能存在的特殊情况（观察造口形状、颜色及周围皮肤情况等） 5.对疾病的了解和当前的需求（如造口的功能、如何清洗和更换等）	5	
	1.为照护对象介绍照护任务、任务目的、操作时间、关键步骤 2.介绍需要照护对象注意和配合的内容 3.获得照护对象理解，并且愿意配合	5	

模块三　老年疾病的健康照护　**125**

续表

评价指标	评价要素	分值	得分
实际照护过程 （70分）	指导并教会照护对象清洗造口袋的方法： 1.指导方法正确 2.照护对象能自己清洗造口袋 3.明确清洗造口袋的情况和时机	20	
	指导并教会照护对象更换造口袋： 1.指导方法正确 2.照护对象能自行更换造口袋，包括一件式造口袋和二件式造口袋 3.能明确更换造口袋的时机和频率	20	
	在照护过程中结合照护对象情况开展健康指导，如健康饮食、紧急/异常情况的识别和处理等： 1.教育方式恰当，如讲解与示范相结合 2.语言简单易懂，尽量使用生活化语言 3.表达准确、逻辑清晰、重点突出	6	
	心理照护：贯穿于照护过程始终，及时疏导照护对象不良情绪，鼓励照护对象，协助其提高自信，提高自我照护和管理的意愿	4	
	坚持卫生的原则：严格按手部卫生的5个时机，必要时戴手套，正确使用防护材料，正确处理废弃物	4	
	发挥能动性：在照顾过程中能鼓励并尽量使照护对象亲力亲为，告知其如何发挥能动性	4	
	保护照护对象隐私：例如保护照护对象的个人信息，为其使用保护性材料（屏障）等	4	
	注意劳动保护：运用人体力学原理，注意节力和自身劳动保护	4	
	操作结束前询问照护对象有无其他需求、是否满意（反馈），整理各项物品，做好记录	4	

知识拓展

肠造口灌洗的操作步骤：

1.将准备好的温水（36~38℃，600~1000mL）注入灌洗袋内并排空灌洗管内气体，将灌洗袋挂在患者身体侧上方，灌洗袋液面距肠造口外45~60cm。

2.患者取坐位（坐于坐式便器或凳子上）。

3.除去造口用品，清洁造口及造口周围皮肤。

4.佩戴腰带及底盘，装上袖式引流袋并将其底端放入便池内或扎紧袖式引流袋的底端。

5.涂抹润滑剂于灌洗圆锥头上，并轻轻插入造口内，用手指轻轻压住灌洗圆锥头以防水逆流（第一次灌洗时，护士应用食指探查肠造口，了解其方向，同时也指导患者自探）。

6.打开管夹让水缓慢流入肠道内，一般以均速流量入水10～15分钟，成人一般灌洗量为600～1000mL。

7.将所需水容量灌入结肠后，把管夹关紧；灌洗圆锥头仍须压在肠造口处至少3分钟再取出。

8.15分钟后，大部分排泄物已经排出，灌洗者可将袖带尾端扎紧后起身活动；30～40分钟后粪便才能排除干净。

9.当灌洗完全结束后，除去袖式引流袋，清洁造口并戴上造口用品。

10.将灌洗用品清洗干净，晾干备用。

11.如为结肠造口清洁灌洗，请按上述方法多次灌洗直至肠道清洁。

思考与练习

一、单选题

1.下列不属于肠造口紧急/异常情况的是（　　　）。

A.造口出血　　　　B.造口回缩　　　　C.造口狭窄　　　　D.造口湿润

2.一件式造口袋的更换时间为（　　　）。

A.1～2天　　　　B.3～5天　　　　C.7～10天　　　　D.10～15天

二、问答题

1.试述肠造口的常见紧急/异常情况。

2.试述肠造口患者的饮食指导原则。

三、案例分析

王大爷，64岁，退休工人，5周前被诊断为结直肠癌。他在医院做了结肠切除术和结肠造口术。手术进展顺利，1周前出院。他独自住在一间小公寓里，回到家后，他自己负责饮食和造口护理等，但他还不会清洗和更换造口袋，又不愿意让别人看到他现在的样子。

昨天晚上，他发现造口袋已经很满，超过1/2，并散发出异味，所以今天早上他不得不来到日间照护中心寻求帮助。他看起来很沮丧，你作为日间照护中心的照护师，应如何为王大爷提供照护和指导？

模块三 老年疾病的健康照护 **127**

学习情境二 长期照护中心患者的健康照护

长期照护中心是指在较长的时期内，为患有慢性疾病或者处于伤残状态下，即功能性损伤的人，提供照护服务的场所。长期照护不只是简单的生活照料，还包括康复护理、精神慰藉、社会交往和临终关怀等综合性、专业性服务。本学习情境选择了老年脑卒中患者健康照护、老年失智症患者健康照护、老年临终患者健康照护三个学习任务，通过相关知识的学习，掌握长期照护中心的照护实践技能。

任务一 老年脑卒中患者的健康照护

学习目标

1. 能够说出脑卒中的病因。
2. 能够对老年脑卒中患者进行全面、准确的照护评估，明确照护需求。
3. 能够根据照护需求为老年脑卒中患者提供全面、恰当的照护措施。
4. 能养成"以人为本、人文关怀"的健康理念，照护过程中具有爱心、耐心、同理心。

任务引入

孙爷爷，男，72岁，家住某小区×幢××室，退休教师，无烟酒嗜好。1个月前因突发右侧肢体无力伴言语不清入院。既往有高血压病史20余年，冠心病史10余年，口服美托洛尔、氨氯地平，病情控制良好。经正规治疗后，右上肢肌力3级，右下肢肌力4级，左侧肢体肌力好，2周前出院。目前，孙爷爷转至长期照护中心进行出院后的延续照护，你作为健康照护师，该如何为孙爷爷提供促进身体康复和心理健康的照护服务？

脑卒中是脑中风的学名，指各种病因引起的脑血管疾病急性发作，由脑供血动脉狭窄、闭塞或破裂造成急性脑血液循环障碍的一组疾病，临床上表现为一次性或永久性脑功能障碍的症状和体征。多见于老年人，分缺血性脑卒中和出血性脑卒中，前者发病率高于后者。缺血性脑卒中又称脑梗死，是指各种原因所致脑部血液供应障碍，脑组织可发生缺血、缺氧性坏死，同时出现相应的神经功能障碍及意识改变，其中脑血栓和脑栓塞最常见。出血性脑卒中是由于脑内血管破裂所致，包括脑出血和蛛网膜下腔出血。

脑卒中具有高发病率、高致残率、高复发率和高费用的特点，脑卒中患者即使有幸生存，其生存质量也将严重下降，其中又有相当一部分患者完全失去生活自理能力，给社会和家庭造成严重经济负担，严重影响国人健康。

一、病因

常见的脑卒中病因包括血管性危险因素、性别、年龄、种族、不良生活方式等因素。

1.血管性危险因素

可分为血管壁病变、心血管疾病、血液成分异常和其他原因。

（1）血管壁病变　动脉粥样硬化、高血压性动脉硬化、先天性血管疾病（动脉瘤、血管畸形）、动脉炎、风湿、结核、梅毒、血管损伤（外伤、颅脑手术、穿刺）等可导致脑卒中。

（2）心血管疾病　高血压、低血压或血压的急骤波动、心脏功能障碍、心律失常，特别是房颤等可影响脑血液循环导致脑卒中。

（3）血液成分异常　高脂血症、高血糖症、高蛋白血症、白血病、红细胞增多可导致血液黏滞度增高；血小板减少性紫癜、血友病、DIC等导致凝血机制异常等可导致脑卒中。

（4）其他　空气、脂肪、癌细胞和寄生虫等栓子等进入脑内；颈椎病、脑瘤等颈椎疾病压迫邻近大血管；外伤、痉挛等也可导致脑卒中。

2.性别、年龄、种族等不可干预因素

年龄、性别、性格、种族、遗传等被称为不可干预因素，55岁以后发病率

明显增加，年龄每增加10岁，发病率增加1倍；男性卒中发病率高于女性；父母双方有脑卒中史的子女卒中风险增加。

3.不良生活方式等可干预因素

吸烟、不健康的饮食、肥胖、缺乏适量的运动、过量饮酒，以及患者自身存在一些基础疾病如高血压、高血脂、心脏病、糖尿病和高同型半胱氨酸血症等，这些都会增加脑卒中的发病风险，被称为可干预因素。

在可干预因素中，通常同时存在多个危险因素，针对可干预因素采取措施，可减少脑血管疾病的发生。高血压是各类脑卒中最重要的独立危险因素，控制血压在正常范围可显著降低脑卒中的发病率。

二、照护评估

1.病史

（1）现病史　了解照护对象脑卒中形成的原因，评估照护对象临床疾病情况，有无肢体运动障碍，有无感觉障碍、言语障碍等，有无引起疾病的其他因素，评估照护对象有无坠床、跌倒的风险。

（2）既往史　高血压、糖尿病、高脂血症、高黏血症、吸烟、冠心病及精神状态异常等均是脑卒中的危险因素，应评估老年人有无此方面的基础病变。

（3）用药史　评估照护对象是否使用影响凝血的药物，如果使用溶栓药、抗凝药或抗血小板药物，可在跌倒、外伤后引起脑出血。寒冷、大便用力、饮酒过度、情绪激动等因素均可诱发脑出血。

（4）家族史　评估照护对象是否有家族遗传史，有家族遗传史患者脑卒中风险更高。

2.身体状况评估

针对照护对象不同时期的肢体运动功能、感觉功能、认知功能、言语功能、吞咽功能、日常生活活动能力、心理等方面进行综合评估，根据这些评定结果拟定个体的康复治疗计划，早期、科学、合理的康复训练介入，能有效地提高脑卒中后的生存质量。

（1）评估肢体运动功能　脑卒中后运动障碍多表现为偏侧肢体瘫痪，常见的运动障碍有肌张力异常、肌力异常、关节活动障碍等。常见的原因有：关节、软组织、骨骼病损所致的疼痛与肌肉痉挛，制动、长期保护性痉挛，肌力不平衡及慢性不良姿势等所致的软组织缩短与挛缩，关节周围软组织瘢痕与粘连，运动控制障碍等。评估主要是对运动模式、肌力、肌张力、肌肉协调能力进行评估。

（2）感觉功能评估　脑损伤会干扰知觉和感觉信息的整合，因此，躯体感觉受损将影响患者的躯体运动功能和日常生活活动能力。评估照护对象的痛温觉、触觉、运动觉、位置觉、实体觉和图形觉是否减退或消失。

（3）认知功能评估　评估照护对象对事物的注意、识别、记忆、理解和思维是否出现故障。

① 意识障碍：是对外界环境刺激缺乏反应的一种状态。可通过照护对象的言语反应、对针刺的痛觉反射、瞳孔对光反射、吞咽反射等判断意识障碍。

② 智力障碍：主要表现为定向力、计算力、观察思维能力的减退。

③ 记忆障碍：可表现为短期记忆障碍和长期记忆障碍。

④ 失用症：常见的有结构性失用、意念运动性失用、运动性失用和步行失用。

⑤ 失认症：可表现为视觉失认、听觉失认、触觉失认、躯体忽略和体象障碍。

（4）言语功能评估　言语障碍是指由于脑部损伤使原来已经获得的语言能力受到损伤或丧失的一种语言障碍综合征，表现为语言表达和理解能力障碍。评估照护对象的发音情况和各种语言形式的表达能力，包括听、说、读、写和手势表达。

（5）吞咽功能评估　评估照护对象的吞咽障碍发生的时间、频率；在吞咽过程发生的阶段；症状加重的因素（如食物的形状、一口量等），以了解吞咽过程是否出现食物残留或误吸，并找出与误吸有关的潜在危险因素，帮助设计治疗饮食，确定安全进食体位。

（6）评估日常生活活动能力（ADL）　日常生活活动能力是指人们在每日生活中，为了照顾自己的衣食住行、保持个人卫生整洁和进行独立的社会活动所必需的一系列基本活动。脑卒中患者由于运动功能、认知功能、言语功能等多种功能障碍并存，常导致衣、食、住、行、个人卫生等基本动作和技巧能力的下降或缺失。常采用PULSES评估法、Barthel指数评估法或功能独立性评估法进行评估。

（7）心理评估　评估照护对象的心理状态、人际关系与环境适应能力，了解有无抑郁、焦虑、恐惧等心理障碍。

（8）评估有无并发症　脑出血可引起下丘脑、边缘系统、血管调节中枢受累，同时作为应激反应可使交感神经刺激强化，导致心血管功能紊乱进一步加重，在急性期常出现心肌梗死、心律失常表现。另外，脑出血可影响内分泌和凝血功能，可出现非酮症高渗性昏迷、血栓性静脉炎、应激性溃疡等并发症。

三、照护措施

（1）饮食照护　饮食应营养均衡，避免高脂、高盐、高糖等。日常饮食中可多用质地柔软、口感良好、营养价值高的食物，如鸡蛋、鱼、鸡肉、豆腐等，避免过于黏糊、硬韧的食物。限制食盐摄入量，一般情况下每日食盐量以不超过6g为宜，摄取过量的盐会使人体内的水分滞留。

（2）穿脱衣服　宜穿宽松、柔软、棉质、穿脱方便的衣服，穿衣时先穿患侧后穿健侧，脱衣时顺序相反。不宜穿系带的鞋。

（3）如厕　养成定时排便的习惯，如果活动障碍，可利用便器在床上排便。可自行如厕者，需有人陪护，以便帮助其穿脱裤子和观察病情。

（4）睡眠照护　保持充足的睡眠，避免过度劳累。

（5）药物治疗　照护对象要按时按量服药，不可以随意更改剂量或停药。同时要注意药物的副作用和禁忌证。

（6）控制危险因素　脑卒中的危险因素包括高血压、高血脂、高血糖、吸烟喝酒。高血压是脑卒中的重要危险因素，应定期测量血压并及时调整。

（7）戒烟限酒　烟草和酒精的摄入会增加脑卒中发生的风险，应尽量避免饮酒和吸烟。长期被动吸烟也可增加脑卒中的发病危险；酒精可能通过多种机制导致脑卒中的发生，包括升高血压、导致血液高凝状态、诱发心律失常、降低脑血流量等。饮酒一定要适度，不要酗酒。

（8）保持良好的生活习惯　保持均衡饮食，多摄入水果、蔬菜和全谷类食物；每天至少进行30分钟有氧运动，如散步、慢跑、骑车等；保持健康的体重和心态。

（9）康复训练　脑卒中患者需要接受康复训练，包括物理治疗、语言治疗、认知训练等，照护对象可根据自己的需要选择相应的训练项目，并积极参与，以促进神经功能的恢复和提高生活质量。

（10）良肢位摆放　良肢位是以治疗为目的的一种临时性体位，目的是保护肩关节，防止半脱位；防止骨盆后倾和髋关节外展；防止坠积性肺炎和压疮的发生；缓解肌肉痉挛等。

（11）心理健康　在面对疾病的过程中，要积极乐观，避免焦虑、抑郁等负面情绪的干扰。可通过参加康复训练、与家人和朋友交流、参加社交活动等多种方式保持心理健康。

（12）定期复查　定期进行复查以及听取医生的建议。定期门诊检查，动态了解血压、血糖、血脂变化和心脏功能情况。

四、任务实施

根据任务情境，为孙爷爷提供促进身体康复和心理健康的照护服务。通过实践演练，使同学们可以进一步掌握老年人脑卒中的相关知识，锻炼与照护对象沟通的能力，增强评估能力，并结合照护对象实际情况提供全面恰当的照顾措施。

[第一步]工作准备

（1）环境准备　模拟长期照护中心。

（2）物品准备　准备好所需物品，能满足完成照护任务，且物品性能完好、放置合理。包括治疗车、洗手液、垃圾桶、枕头、体位垫、扇形充气垫、毛巾被等。

（3）人员准备　将同学分成若干小组，每组4～6人，进行角色扮演，共同完成活动操作。

[第二步]沟通解释评估

（1）问好，自我介绍，友好微笑，用对方喜欢的称呼方式开展沟通，注意保持目光接触和平视交流，举止得体，用语礼貌，自然开启话题，构建良好的合作关系。

（2）采用有效方法核对孙爷爷基本信息。

（3）结合案例对孙爷爷进行综合评估，包括一般情况（如精神状态、饮食、大小便、睡眠等）、心理状态、疾病相关的症状（如肌力、肌张力情况）、针对本情境可能存在的特殊情况、对疾病的了解和当前的需求（如早期康复训练方法、良肢位的摆放等）。

（4）为孙爷爷介绍照护任务及目的、操作时间、关键步骤，介绍需要孙爷爷注意和（或）配合的内容，获得其理解并使其愿意配合。

[第三步]实际照护过程

（1）指导孙爷爷及家属进行康复训练

① 七步洗手法洗手。

模块三　老年疾病的健康照护　**133**

②轻敲房门，经照护对象允许后进入房间。

③照护者要疏导照护对象情绪，帮助其树立信心，鼓励其进行主动康复训练。如照护者可以说："孙爷爷，您要积极进行康复锻炼，这样可以有效防止肌肉萎缩，促进全身功能的恢复。""孙爷爷，您的动作非常正确，进步真快，您太棒了！"

④帮助照护对象进行肢体的被动活动训练。照护者帮助照护对象进行肢体的被动活动时，应掌握正确的被动活动方法，活动幅度要从小到大，动作要轻柔，注意活动力度，以不发生疼痛为原则；活动时应协助照护对象取舒适体位，面对照护对象进行操作，以便观察其反应。

A.肩关节前屈、外展、外旋、内旋、后伸（活动度：屈0°～180°，外展0°～180°，内旋、外旋0°～90°，伸0°～50°）

a.前屈：取仰卧位，健康照护师站于患侧；一手握住患侧腕关节处给予保护，另一手握住肘关节辅助；缓慢上举，达到照护对象能承受的最大角度后保持数秒；放回体侧。

b.外展：当上肢被移动到外展90°时，外旋后再继续移动直至接近同侧耳部。

c.外旋、内旋：将肩关节外展90°并屈肘，以上臂为轴。外旋是将前臂沿肱骨干轴线向头方向活动；内旋是向足部方向活动。

d.肩关节后伸：取健侧卧位，健康照护师站于患侧；一手握住患侧腕关节，另一只手握住肘关节稍上方并辅助支撑，将上肢缓慢水平后伸，达到照护对象能够承受的角度时保持数秒；把上肢缓慢放回体侧。逐渐锻炼，达到肩关节后伸50°。

B.肘关节屈曲和伸展（活动度：屈伸0°～150°）：取仰卧位，健康照护师站于患侧；一手扶持肘关节上方，另一手固定前臂腕关节处，将前臂向肱骨方向靠近并完成屈曲、伸展。

C.肘关节旋前、旋后（活动度：桡尺旋前、旋后0°～90°）：取仰卧位，患侧肘关节屈曲90°，手掌朝向体侧，固定腕关节。

a.旋前：拇指向内侧、手掌向下转动前臂。

b.旋后：拇指向外侧、手掌向上转动前臂。

旋前、旋后的角度尽可能达到80°。

D.腕关节屈、伸锻炼（屈0°～90°，伸0°～70°）：取坐位或仰卧位，上肢放在床面或桌面上；健康照护师两手分别握腕关节近端、远端，做腕关节屈、伸锻炼。

E.桡、尺侧偏（桡侧偏0°～25°，尺侧偏0°～55°）：健康照护师一手固定腕关节，另一手握住指掌端，移向桡侧偏、尺侧偏。

F.髋关节前屈、外展、内收、内旋、外旋、后伸（活动度：屈髋、屈膝0°～125°，外展、内收0°～45°，外旋、内旋0°～45°，伸0°～15°）

a.前屈：取仰卧位，健康照护师站于患侧；一手托住小腿近膝关节处，另一手托住足跟；将患侧下肢尽量接近腹部，屈髋保持数秒。

b.外展、内收：一手扶髋关节，另一手扶膝关节，向健康照护师方向外展患肢，再回复至原位，向健腿方向内收患肢。

c.内旋、外旋：下肢伸展，一手固定膝关节上方，另一手固定踝关节上方；足尖向内侧为髋关节外旋；足尖向外侧为髋关节内旋，也可用一手扶持膝关节，用另一手固定足跟，以髋关节为轴，向内侧、外侧摆动小腿，完成髋关节外旋、内旋锻炼。

d.髋关节后伸：取健侧卧位；健康照护师用一手抓握髋关节上方，用另一手从下方抓患侧膝关节前部，并用前臂托住患侧小腿和膝关节部位；向后伸展髋部。

G.膝关节屈、伸（活动度：屈0°～150°，伸0°）：取仰卧位，健康照护师用一手托住膝关节后方（腘窝），用另一手托住足跟辅助屈膝；在髋关节屈曲状态下完成膝关节伸展。托足手法：让患侧足蹬于健康照护师前臂，健康照护师用手托患侧足跟，避免触碰足心引起痉挛。

H.踝关节背屈、跖屈、内翻、外翻训练（活动度：背屈0°～20°，跖屈0°～45°，内翻0°～35°，外翻0°～25°）

a.背屈、跖屈锻炼：取仰卧位，健康照护师用两手分别持握踝关节近端和远端，使足尖向靠近小腿的方向做踝关节背屈，然后足尖向相反的方向做跖屈锻炼。

b.内翻、外翻锻炼：健康照护师将一手放在踝关节上方固定，另一手握住足趾关节向外、向内活动。

⑤ 帮助照护对象进行肢体的主动活动训练。根据照护对象肌力的不同，训练运动由简单到烦琐，由单一到整个肢体运动，负荷由弱到强，时间由短到长，循序渐进地锻炼。在进行患侧康复训练的同时，也进行健侧肢体主动活

动，不仅有助于避免健侧功能退化，也可以促进患侧肢体康复，同时有助于改善患者精神状态。

A.肩关节前屈、外展、外旋、内旋、后伸，照护对象采用卧、坐、立位均可，健康照护师应站在患侧辅助。

指导照护对象主动伸展患肢，也可采用Bobath握手方式让健侧辅助患肢。完成肩关节前屈、外展、内旋、外旋、后伸等动作。动作同肩关节被动训练；爬墙、肩梯训练：靠近肩梯或靠近墙站立，利用手指向上方做攀援动作，逐步扩大肩关节的活动范围。

B.肘关节主动活动训练：取仰卧位、坐位或站位；健康照护师站于患侧，指导照护对象伸展患肢，也可采用Bobath握手方式让健侧辅助患肢。完成肘关节屈、伸、内旋、外旋等动作。方法同肘关节被动训练。

C.腕关节主动活动训练：Bobath握手，健手带动患手做背屈、背伸、尺侧偏、桡侧偏锻炼。

D.髋关节主动活动训练

a.床上锻炼：取仰卧位，伸直患肢，抬高后放下；膝关节屈，屈髋靠近腹部后放下。双足与肩同宽分开蹬在床面上，双膝屈曲，双腿做内收、外展动作。双下肢伸直，以足跟为轴，足尖向内、外旋转，锻炼髋关节内、外旋功能。屈膝屈髋，双手抱患侧膝关节，做外旋、内旋活动。

b.坐位锻炼：患肢屈膝，做抬起—放下、外展—收回动作。充分屈髋、屈膝，双手抱患侧膝关节，做外旋、内旋活动。

c.站位锻炼：双足与肩同宽，将下肢伸直，分别向前、后、左、右摆动。双手扶持床栏或固定物，下蹲起立，屈髋屈膝。

E.膝关节主动活动锻炼

a.卧位锻炼：上身保持平直，屈曲膝关节，使足跟尽量与臀部接触；向相反方向做伸展动作；下肢悬空，如蹬自行车一样双腿交替向上蹬。

b.坐位锻炼：患肢屈膝90°，小腿分别向前、向后做踢腿动作。

c.站位锻炼：下肢髋关节伸直，小腿向后做踢腿动作。

F.踝关节主动活动训练

a.卧位锻炼：踝泵运动，取仰卧位，患肢伸直，足尖向靠近小腿的方向做踝关节背屈动作，足尖再向相反的方向做跖屈动作；环绕运动，以踝关节为轴，按顺时针、逆时针方向做环绕运动。

b.坐位锻炼：取坐位，双足与肩同宽，足跟着地，抬起足尖；足尖着地，抬起足跟，交替活动；患肢抬起（10cm以上），足尖向靠近小腿的方向做踝关节背屈动作，足尖再向相反的方向做跖屈动作，以踝关节为轴做环绕运动。

⑥ 指导照护对象正确摆放良肢位。良肢位是从治疗的角度出发而设计的一种临时性体位，为了防止关节挛缩影响功能，保护肩关节、防止半脱位，防止骨盆后倾和髋关节外展、外旋，必须定时变换体位。良肢位摆放分为仰卧位、患侧卧位和健侧卧位三种模式。除此之外，还有床上长坐位和轮椅坐位、普通椅子坐位等。

A.仰卧位：头部放在枕头上，面部朝向患侧；枕头高低适中，勿使患者采取半卧位，以免诱发异常肌张力；患侧上臂应放于体旁的枕头上，患侧肩关节下垫一个扇形充气垫或毛巾被，肩胛骨尽量前伸，肩外展外旋45°；上肢肘关节伸展，腕关节背伸，手指伸展；患侧臀部和大腿下放置软枕支撑，使骨盆前伸、髋关节稍内旋，防止患腿外旋，膝下放置一小枕头使膝关节保持微屈曲，踝关节保持中立位，患足平放于床上，足底勿放置任何物品。

B.患侧卧位：头部置于高度适中的枕头上，上颈段稍微前屈，躯干稍向后旋；后背用枕头保持稳定；患侧肩胛骨前伸，上肢前伸与躯干的角度不小于90°，肘关节伸直，前臂旋后，掌心向上，腕关节背伸，手指伸展散开；患侧下肢髋关节伸展，膝关节微屈，踝背伸，足面与小腿尽量保持垂直；健侧上肢自然放于身上，健侧下肢屈髋、屈膝呈迈步状，下方垫体位垫或枕头，以避免压迫患侧；患侧卧位可以增加对患侧的感觉输入刺激，并使患侧被动拉长，有助于抑制痉挛，健侧手可以自由活动。

C.健侧卧位：枕头高低适中，躯干与床面保持直角，不能呈半俯卧位；患侧上肢向前伸出，肩关节屈曲90°，肘、腕、指各关节均保持伸展，下方可用充气支具支持或毛巾被，使肩及上肢保持外展位，健侧上肢自由摆放；患侧下肢完全由枕头垫起，髋关节、膝关节自然屈曲，踝略背伸，足不能内翻；健侧髋关节伸展、膝关节轻度屈曲，背后放枕头，使躯干呈放松状态。健侧卧位是患者感觉比较舒适的体位，有利于患侧的血液循环，可减轻患侧肢体的痉挛和水肿，便于偏瘫侧的治疗性操作。

D.床上长坐位：用大枕头垫于身后，以保持患侧躯干端正、背部伸展，确保髋关节屈曲90°；双上肢对称地放置于身前的小桌上，使患者上肢始终位于患者的视野之内；为避免膝关节的过度伸展，可以在膝下垫一小垫；防止半卧位。

E.轮椅坐位：选择适合患者身材的轮椅，保持躯干伸展；患者上肢放置在轮椅板上，并且处于一个良好的姿势体位；患侧下肢侧方垫海绵垫以避免患侧髋关节的外展、外旋；轮椅桌板以可拆卸的透明板最佳，长度及宽度需使患者的双侧上肢放置于轮椅板上时能够对称地、充分地向前伸展；患侧前臂采取旋后位或者中立位。

F.普通椅子坐位：坐在普通的靠背椅子上时，骨盆直立，髋、膝、踝各关节保持90°屈曲位，小腿垂直下垂、双足底着地；保持头、颈、躯干及双肩左右对称，躯干伸展；患侧手可放于大腿上。

⑦ 健康宣教。康复训练时注意循序渐进，选择相对容易开展的活动项目，再逐渐增加运动的量、时间和频率。取得疗效以后，仍需坚持锻炼，才能保持和加强效果。康复训练的时间以每次半小时左右为宜，注意餐后不宜立即进行。瘫痪者可借助助行器等辅助器具进行活动。

⑧ 整理用物，洗手，准确记录关节活动度、肌肉强度、张力和照护对象的反应。

⑨ 评价孙爷爷的接受程度和满意程度，及时纠正操作偏差，对其不确定的内容进行强调。

（2）健康指导

① 指导孙爷爷及家属增加对疾病的认识，了解脑卒中的病因、评估常见功能障碍、康复训练方法等。做好心理调适，提高对治疗的依从性，以乐观积极的态度配合治疗。

② 了解孙爷爷的饮食喜好和习惯，为孙爷爷提供恰当的饮食指导。饮食应营养均衡，避免高脂、高盐、高糖等。日常饮食中可多用质地柔软、口感良好、营养价值高的食物，如鸡蛋、鱼、鸡肉、豆腐等，避免过于黏稠、硬韧的食物。限制食盐摄入量，一般情况下每日食盐量以不超过6g为宜，摄取过量的盐会使人体内的水分滞留。

③ 根据孙爷爷情况指导选择散步、太极拳等有氧运动，每天至少进行30分钟有氧运动，以不感到疲劳为宜，保持健康的体重和心态。

④ 指导孙爷爷及家属正确进行穿衣、脱衣、如厕、睡眠照护等。

⑤ 指导孙爷爷正确进行康复训练。

⑥ 指导孙爷爷如何识别脑卒中症状，以便发生紧急情况时及时处理。

⑦ 评价孙爷爷的接受程度和满意程度，及时纠正偏差，对其不确定的内容进行强调。

评价标准如下。

评价指标	评价要素	分值	得分
工作准备 （10分）	物品准备齐全，操作过程不缺用物，能满足完成整个操作，性能完好，摆放合理	3	
	环境准备情况，包括温湿度适宜，光线明亮，空气清新	3	
	照护对象准备：照护对象状态良好，可以配合操作 个人准备：着装、装饰等是否符合规范，操作过程中是否按要求洗手	4	
沟通解释评估 （20分）	问好、自我介绍、友好微笑、称呼恰当、举止得体、用语礼貌，选择合适话题，自然开启话题等	5	
	采用有效方法核对照护对象基本信息	5	
	结合案例对照护对象进行综合评估 1. 一般情况（如精神状态、饮食、大小便、睡眠等） 2. 心理状态 3. 疾病相关的症状（如肌力、肌张力情况等） 4. 针对本情境可能存在的特殊情况 5. 对疾病的了解和当前的需求（如早期康复训练方法、良肢位的摆放等）	5	
	1. 为照护对象介绍照护任务、任务目的、操作时间、关键步骤 2. 介绍需要照护对象注意和配合的内容 3. 获得照护对象理解，并且愿意配合	5	
实际照护过程 （70分）	指导照护对象及家属进行被动活动训练： 1. 指导方法正确 2. 照护对象能完成肢体的被动活动训练	15	
	指导照护对象及家属进行主动活动训练： 1. 指导方法正确 2. 照护对象能完成肢体的主动活动训练	15	
	指导照护对象及家属正确摆放良肢位： 1. 指导方法正确 2. 照护对象能正确摆放良肢位	10	
	在照护过程中结合老年人情况开展健康指导，如疾病预防和康复、健康生活方式等： 1. 教育方式恰当，如讲解与示范相结合 2. 语言简单易懂，尽量使用生活化语言 3. 表达准确、逻辑清晰、重点突出	6	
	心理照护：贯穿于照护过程始终，及时疏导照护对象不良情绪，鼓励照护对象积极配合治疗	4	
	坚持卫生的原则：严格按手部卫生的5个时机，必要时戴手套，正确使用防护材料，正确处理废弃物	4	
	发挥能动性：在照顾过程中能鼓励并尽量使照护对象亲力亲为，告知其如何发挥能动性	4	
	保护照护对象隐私：例如保护照护对象的个人信息，为其使用保护性材料（屏障）等	4	
	注意劳动保护：运用人体力学原理，注意节力和自身劳动保护	4	
	操作结束前询问照护对象有无其他需求、是否满意（反馈），整理各项物品，做好记录	4	

知识拓展

《卒中相关非运动症状多学科管理专家共识》对卒中相关非运动症状管理推荐建议如下。

1.卒中后焦虑、抑郁常见，对卒中患者进行定期评估、精准筛查和积极干预非常必要。

2.卒中后疲劳、淡漠症状常被忽视，既可单独存在，又可以伴随其他精神症状同时存在，需要全面评估、教育和综合干预。

3.卒中后认知障碍是指卒中事件后出现并持续到6个月时仍存在的以认知损害为特征的临床综合征，以执行功能障碍、记忆障碍、注意障碍、定向力障碍、失语为主要表现，需及时关注，积极治疗，可以延缓认知功能进一步下降、提高认知水平、改善精神行为症状和提高日常生活能力。

4.卒中相关睡眠障碍可以表现为多种类型，其中失眠、睡眠呼吸障碍、日间思睡及昼夜节律失调较为常见，可根据情况选择药物治疗、失眠认知行为治疗、生活方式管理及多种非药物治疗手段等。

5.重视对卒中后疼痛的识别和评估，对其的识别和干预可以改善患者的生活质量，减少其他卒中非运动症状的发生。卒中后早期进行积极、正确康复治疗，可以预防和减少卒中后疼痛的发生。

6.卒中患者容易继发压疮等皮肤问题，预防压疮是照护环节中非常重要的一部分。

思考与练习

一、单选题

1.脑出血最常见的原因是（　　　）。

A.高血压动脉硬化　　　　　　　　B.先天性动脉瘤

C.恶性贫血　　　　　　　　　　　D.白血病

2.孙爷爷，72岁，1个月前因脑出血入院治疗，2周前出院。左侧肢体偏瘫，右侧肌力好，皮肤完整性好。针对孙爷爷及其家人的健康教育，目前的侧重点是（　　　）。

A.家庭消毒知识　　　　　　　　　B.脑梗死的预防

C.患肢康复锻炼　　　　　　　　　D.死亡教育

二、问答题

1. 简诉脑卒中疾病的常见病因。
2. 脑卒中患者的健康指导。

三、案例分析

王大爷，67岁，吸烟史40年，嗜酒，有高血压病史10年，口服抗高血压药物治疗。突发脑梗死住院治疗10天，病情稳定后转入长期照护中心进行康复锻炼。王大爷伴有脑梗死后的语言障碍，右侧肢体无力，步态不稳。你作为长期照护中心的照护师，应如何为王大爷提供照护和指导？

任务二　老年失智症患者的健康照护

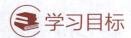学习目标

1. 能够简述失智症的病因。
2. 能够对老年失智症患者进行全面、准确的照护评估，明确照护需求。
3. 能够根据照护需求为老年失智症患者提供全面、恰当的照护措施。
4. 能养成"以人为本"的职业理念，照护过程中具有爱心、耐心、同理心。

任务引入

李某，男性，68岁，退休摄像师，喜欢摄影、阅读和散步。1年前出现记忆力下降、情绪不稳、生活自理能力下降，诊断为阿尔茨海默病，现居住在某养老机构。李先生时常找不到自己的房间、记不清各个房间的功能，也会时常不认识自己的照护师。晚上睡眠不好，到处找自己的老伴，但他的妻子已经去世2年了，他们曾经很相爱。他有一个女儿和两个外孙，每周末都会来看望他。

你作为健康照护师，该如何为李先生提供照护？

失智症是一种进行性发展的致死性神经退行性疾病，临床表现为认知和

模块三　老年疾病的健康照护　**141**

记忆功能不断恶化，日常生活能力进行性减退，并可伴有各种精神行为症状。目前，我国失智症患者人数已占全球患者总数的20%以上。阿尔茨海默病（Alzheimer's disease，AD）是最常见的失智类型，占痴呆的60%～70%。我国65岁及以上人群AD的患病率为3.21%～6.9%，年发病率为0.82%，且患病率随着年龄的增加而增长。失智症已成为我国实现健康老龄化急需应对的重大挑战，预防和减少失智症的发生、提高失智症患者及其照护者的生活质量，已成为我国当前重大的民生问题和社会问题。

一、病因

失智症是一种老年人常见的慢性脑病综合征。引起失智症的原因很多，主要有：神经变性所致，如阿尔茨海默病、路易体痴呆、额颞叶痴呆等；血管性痴呆，如多发梗死性痴呆；炎症和感染，包括多发性硬化、HIV相关痴呆；其他神经精神疾病导致的失智，如癫痫、脑积水等；系统性疾病，如严重的贫血、代谢性疾病等。

二、照护评估

1.病史

由于失智症认知能力下降，有时候需要借助患者家人或照顾者和医疗记录来获取所需要的信息。

（1）了解照护对象有无脑外伤、心脑血管疾病、糖尿病、脑卒中、吸烟等。

（2）评估照护对象有无失智症发病的可能因素　①遗传因素；②神经递质乙酰胆碱减少，影响记忆和认知功能；③免疫系统功能障碍，如老年斑中淀粉样蛋白原纤维中发现有免疫球蛋白存在；④慢性病毒感染；⑤高龄；⑥文化程度低等。同时，照护师还要关注患者的一般情况如睡眠状况、食欲、大小便、精神压力等。如果失智症患者在生活中经历过重大事件，如丧偶或家庭重大变故等，很可能产生过度或不正常的反应。

2.常见健康问题

（1）认知能力下降　失智症照护对象会出现记忆力下降、注意力分散、定向力受损、判断力和执行能力减退、语言与理解能力下降。表现为经常忘记一些事情、走神发呆、不知道现在的时间、不认识人、不知道自己在哪里、不注意个人卫生、重复说一句话或者词不达意等。

（2）精神行为症状 如失眠、焦虑、抑郁、幻觉、妄想等，大致可以归纳为神经症性、精神病性、人格改变、焦虑抑郁、谵妄等。当疾病进展至基本生活不能自理、大小便失禁时，焦虑抑郁等精神行为症状会逐渐消退。而睡眠紊乱、幻觉妄想等明显的精神行为症状发生率明显上升，提示失智症程度较重或病情进展较快。

（3）日常生活能力受损 患者对以往能轻松熟练完成的事情感到陌生，完成起来有困难或者不能正确完成。穿衣、洗脸、如厕、打电话等逐渐出现困难，或不能独立完成。尤其晚期出现无法进食、大小便失禁、行走困难或卧床不起等。

3.监测标准

（1）简易智能精神状态量表（MMSE） 包括对定向力、即刻回忆、注意力和计算力、延迟回忆、语言功能、视空间知觉等的评估，能够很好地发现早期失智症，MMSE的低分及其下降速度可以作为失智症预后的预测因素。目前国际及我国研究显示：MMSE≥27分为正常，21～26分为轻度失智，10～20分为中度失智，＜10分为重度失智。虽然MMSE量表简单，易于操作，具有良好的信度和效度，但是易受教育程度的影响，文化程度低的可能出现假阳性。此外，量表的语言功能主要测查左半球病变所致的认知功能缺陷，对右半球和额叶病变引起的认知功能障碍不够敏感。

（2）画钟测验（CDT） 常用于筛查视空间知觉和视结构的功能障碍，还可以反映语言理解、短时记忆、数字理解、执行能力，对顶叶和额叶损害敏感。评分方法：画出封闭的圆（表盘），1分；表盘上的12个数字正确，1分；将数字安置在表盘的正确位置，1分；将指针安置在正确的位置，1分。最高4分，表明认知水平正常，3分表明认知水平轻度下降；0～2分则表明认知水平明显下降。

（3）日常生活能力评估量表 日常生活能力评估量表的内容有两部分。一是躯体生活自理能力评估量表（BADL），即测定患者照护自己的生活能力的6个相关方面（进食、穿衣、如厕、梳洗、行走和洗澡）。二是工具使用能力量表（IADL），即测定患者使用工具能力相关的8个方面（打电话、购物、烹饪、做家务、洗衣、使用交通工具、服药和自理财务）。工具性日常生活活动量表用来评价与照护对象身体活动有关的日常生活能力，既可以帮助照护师知晓照护对象在各个方面的生活能力，又可以通过定期持续评估让照护师对照护对象能力发生的改变全然掌握，帮助照护师随时调整照护计划。量表的最高分为56分，＜16分为完全正常，＞16分表示有不同程度的功能下降，＞22分表示有明显的功能障碍。

（4）神经精神科量表（NPI） 包括10项常见的精神情感障碍和2项自主神经症状，常用于评价药物对精神症状的疗效，同时有助于鉴别失智的病因。

（5）其他 如影像学检查、脑电图检查、脑脊液检测等，也常作为失智症的辅助检查。

三、照护措施

1. 日常生活照护

（1）进食照护 失智症患者常常会出现拒绝进食或过度进食等情况，同时存在发生噎食、误吸的风险。首先要评估患者的咀嚼和吞咽功能、口腔卫生及牙齿情况、是否能自行进食、饮食习惯、进食异常的表现，以便针对性地进行照护。在进食照护过程中，关注口腔卫生清洁、食物的选择要合适、进食环境尽量固定并轻松、鼓励患者自行进食、鼓励白天饮水2000～3000mL。对于拒绝进食或进食情况异常的患者，寻找原因并吸引兴趣，鼓励进食。如患者出现吞咽障碍，需由医生或言语治疗师进行吞咽功能评定，选择糊状食物、鼻饲进食或胃肠外营养。进食糊状食物患者的照护过程中需注意以下几点：①患者进食时尽量采取坐位，头部前屈，使食物顺利咽下，防止噎食。②可以使用搅拌机将食物制作成糊状，再给患者喂食。③选择边缘钝厚、容量5～10mL的匙子，每次进食要控制一口量，每次吞咽后嘱患者多做几次空吞咽动作，确保食物全部咽下，前一口吞咽完成后再进食下一口。④对于不能自己进食的患者，给予帮助，照护者要有耐心，注意食物的温度适中，每次进食量不要太多。

（2）睡眠照护 根据患者的睡眠习惯安排规律的生活作息，白天可尽量安排适度的活动或运动，避免午休时间过长。饮食方面应限制刺激性食物的摄取，例如咖啡、巧克力、茶、可乐、甜食等。在睡前1小时沐浴或者泡脚，协助患者更换舒适的衣物，房间照明不宜太明亮。对于出现"日落综合征"的患者，白天应尽可能地安排户外活动及治疗性活动，避免让患者在家中睡觉，导致日夜颠倒等情形，可安排"日光浴"、每日作定向感提醒、安排熟悉的人照料。一旦傍晚时分出现精神混乱、躁动不安、游走、吵闹、大叫等情况，保持平静的方式接近患者，了解需求，避免争吵，给予安慰。必要时需要寻求精神科医师的帮助，选择安眠类和精神类药物。

（3）排泄照护　需要做好卫生间环境的布置，如门或墙壁上放置显眼图案或标识、马桶周边颜色鲜明；定时引导患者上厕所或者询问排便需求；选择容易穿脱的衣物；摄取足够的水分及纤维素；晚饭开始就减少饮水量，降低夜间起夜或失禁机会；观察并记录患者日常排便情况，及时发现有无便秘、尿路感染等问题；对于便秘患者，进食高纤维食物，避免刺激性食物，必要时服用缓泻药；对于失禁患者注意做好皮肤护理，保持清洁，及时更换衣物或尿不湿。

（4）穿衣照护　失智症患者常常无力应对扣纽扣、拉拉链、系皮带、佩戴首饰等精细的手部动作，有时候不知冷暖、分不清穿衣顺序等，所以在日常穿衣照护中应注意以下几点：①衣服要容易穿脱，可选择套头的上衣或是正面的开衫。②面料舒适、款式简单。③尽量选择患者喜欢的颜色，选择容易搭配的颜色。④裤子应选择松紧带宽松裤子，避免有拉链、系皮带的裤子。⑤鞋子选择便鞋或搭扣的鞋，避免选择系带鞋。⑥上衣、裤子、袜子、围巾等各类物品要分类放置，标明物品名称。可将平时穿的衣服按照穿衣顺序放好，鼓励患者自己穿。穿衣过程中，可将穿衣步骤拆解提醒，不催促患者。

2. 用药照护

失智症患者的用药治疗主要分为认知症状的治疗和精神行为症状的治疗，如胆碱酯酶抑制剂、抗精神病药、抗焦虑及镇静催眠药等，失智患者常忘记吃药、吃错药，或忘了已经服过药又重复服用，所以照护对象服药时必须有人在旁陪伴，帮助照护对象将药全部服下，以免遗忘或错服。用药后，密切观察药物的不良反应和并发症，主要观察以下几种情况：①照护对象肾脏排泄能力减退、肝脏代谢缓慢，密切观察药物不良反应，防止药物蓄积。②注意躯体疾病和药物的相互影响。③锥体外系副作用可加重运动障碍，增加跌倒风险。④抗胆碱能药副作用可加重认知损害，导致谵妄，加重心血管和前列腺疾病。⑤直立性低血压可导致跌倒。⑥镇静作用可导致呼吸抑制。

3. 安全照护

提供较为固定的生活环境，尽可能避免搬家或调整房间，当照护对象要到一个新地方时，最好能有他人陪同，直至照护对象熟悉了新的环境和路途；照护对象外出时需要有人陪同或佩戴写有联系人姓名和电话的卡片或手环，以便于迷路时被人送回；为防止失智患者发生跌倒、烫伤、烧伤、误服、自伤或伤人等意外，应注意以下几点：①应将照护对象的日常生活用品放在其看得见、找得着的地方，减少室内物品位置的变动，地面防滑以避免跌伤骨折。②照护对象洗澡、喝水时注意水温不能太高，热水瓶应放在安全的位置，避免碰撞，以防烫伤。③不要让照护对象单独承担家务，有毒、有害物品及时收起来，或放入加锁的柜中，以免伤害。④尽量减少照护对象的单独行动，锐器、利器应放在隐蔽处，以防失智照护对象在抑郁、幻觉或妄想的支配下发生自伤或伤人的情形。正确处理照护对象的异常精神行为，不要强迫照护对象，不要以暴制暴，保持镇定，保护照护对象及自身安全，尝试转移照护对象的注意，找出导致发生异常精神行为症状的原因，针对原因采取措施，防止类似事件再发生。

4.康复训练

（1）定向力训练　可利用定向力训练板，对患者进行空间、时间的问答刺激，让患者区分上下、左右、所处位置和时间。在房间里的物品、抽屉和橱柜贴标签，以帮助增加患者的定向能力。

（2）记忆训练　鼓励照护对象回忆过去的生活经历，帮助其认知目前生活中的人和事，以恢复记忆并减少错误判断；通过动作、语言、声音、图像、气味等刺激，提高记忆力。通过编写日常生活活动安排表、制定作息计划、挂放日历等帮助记忆。

（3）智力锻炼　通过拼图游戏，搭积木、图画等对于一些图片、实物、单词等作归纳和分类，进行由易到难的数字概念和计算力训练等。

（4）社会适应能力的训练　根据患者的能力和身体情况，安排一些患者感兴趣的简单、安全的活动，鼓励患者尽可能多与他人接触和交流。机构内也可以通过组织兴趣小组、提供文娱活动场所、举办保健讲座或者召开各种联谊活动等方式，营造良好的社交氛围，增加失智患者与他人交往的兴趣。

5.心理照护

（1）陪伴、关心照护对象　鼓励家人多陪伴照护对象，给予照护对象各方面必要的帮助，多陪照护对象外出散步，或参加一些学习和力所能及的社交、家庭活动，使之消除孤独、寂寞感，体验到家庭的温馨和生活的快乐。

（2）开导照护对象　多安慰、支持、鼓励照护对象，遇到照护对象情绪悲观时，应耐心询问原因，予以解释，播放一些轻松愉快的音乐，以活跃气氛、改善情绪。

（3）维护照护对象的自尊　注意尊重照护对象的人格；对话时要和颜悦

色，专心倾听，回答询问时语速要缓慢，使用简单、直接、形象的语言；多鼓励、赞赏、肯定照护对象在自理和适应方面做出的任何努力。切忌使用过激的语言，如呆傻、愚笨等贬义词汇刺激照护对象。

（4）不嫌弃照护对象　要有足够的耐心，态度温和，周到体贴，不厌其烦，积极主动地关心、照顾照护对象，以实际行动关爱照护对象。

（5）照顾者的支持与指导　教会照顾者和家属自我放松方法，合理休息，寻求社会支持，组织有失智症照护对象的家庭进行交流，相互联系与支持。

四、任务实施

根据任务情境，为李爷爷提供失智症的照护。通过实践演练，使同学们可以进一步掌握失智症的相关知识，锻炼与照护对象沟通的能力，增强评估能力，并结合照护对象实际情况提供全面恰当的照护措施。

[第一步]工作准备

（1）环境准备　模拟长期照护中心。

（2）物品准备　准备好所需物品，能满足完成照护任务，且物品性能完好，放置合理。包括治疗车、洗手液、照片、时钟、日历、收音机或音乐播放器、当日报纸、记忆训练卡片等。

（3）人员准备　将同学分成若干小组，每组4～6人，进行角色扮演，共同完成活动操作。

[第二步]沟通解释评估

（1）问好，自我介绍，友好微笑，用对方喜欢的称呼方式开展沟通，注意保持目光接触和平视交流，举止得体，用语礼貌，自然开启话题，构建良好的合作关系。

（2）采用有效方法核对李爷爷的基本信息。如果李爷爷记不住自己的姓名和出生日期，可以通过查看身份证或者房间内显示照护对象信息的标识。

（3）结合案例对李爷爷进行综合评估，包括一般情况（如精神状态、饮食、大小便、睡眠等）、心理状态、疾病相关的症状（定向力障碍、记忆力障碍、情绪）、针对本情境可能存在的特殊情况（有无找妻子）、当前的需求（如进餐需求、如厕需求、用药情况等）。

（4）为照护对象介绍照护任务及目的、操作时间、关键步骤，介绍需要照护对象注意和（或）配合的内容，获得理解并愿意配合。

模块三　老年疾病的健康照护　**147**

[第三步]实际照护过程

（1）实施安全照护

① 巡视并检查环境，识别环境中存在的或潜在的危险因素，如刀具、打火机、药品、地板上物品杂乱、地面有水或者不平坦等，应及时消除危险因素，确保环境安全。

② 观察李爷爷的精神状态，有无焦虑、易激惹、暴力倾向、自杀倾向等，确保照护对象及照护人员自身安全。

③ 观察李爷爷裤子是否过长、鞋子是否防滑、有无使用辅助工具（如眼镜、助行器），有无头晕、不适。

④ 为李爷爷实施安全教育，如起身不过猛、走路不匆忙、物品不要随便堆放、佩戴失智手环、使用呼叫器等。

（2）实施现实导向疗法

① 恰当采用日历、图片等，引导李爷爷回到现实，如在日历上指出今天的日期，通过时钟告知现在的时间，通过图片和实物等确认地点和居住环境，谈及当今时事或者阅读当日报纸等。

② 针对李爷爷的困难给予解决，如无法认识自己的房间，可以采用门上贴指示文字，或者图片贴在房门口；如不认识照护师，可以采用有特征的描述帮助记忆。

③ 利用房间内的写字板每期更新日期、星期、季节、天气、照护人员姓名、机构名称等信息。

（3）实施回忆疗法

① 确保房间安静、舒适。

② 利用李爷爷房间内过去的一些作品或者相册，或者他过去非常重要时间相关的资料进行回忆。如让他描述作品或重要物品并不断提问，引导照护对象进行讲述，肯定他的成就。通过看相册引导照护对象回忆过去的人和事情，主动引导话题，认真倾听，不打断、不漠视，经常采用充分的、询问的眼神交流等鼓励照护对象进行讲述。

（4）健康指导

① **饮食指导**：加强营养，合理安排饮食，定时定量，少食多餐。可选择营养丰富、新鲜、易于消化的食物，可切成小块，以便于咀嚼。戒烟酒，少吃油炸或过黏的食物。进食时保持坐直，进食速度适中，必要时家属可给予协助。

② 应对记忆力减退：使用记日记的方法，把想记的东西记下来，比如说重要的事情，把记录本放在固定的位置。把重要的东西（比如钥匙、眼镜）放在固定的地方，在柜子上贴上标签，或者将常用的物品放置在桌面等。使用带标识的分药盒，帮助记忆是否已经吃过药。

③ 保持家中安全：保证家中光线充足，照明良好，移去可能绊倒人的物品（例如地毯），在楼梯及浴室安装扶手，避免摔倒。使用个人报警器，摔倒时可以及时警示周围的人，获得帮助。使用带有定时功能的电器，可以定时使其开关机。

④ 保持健康的生活方式：保持充足的睡眠，早睡早起，定期锻炼身体，积极参加体育锻炼。通过做一些脑力游戏（比如数字游戏、猜谜语等）进行智力活动训练、做剪切簿或相册回忆过去的时光等；多做一些自己喜欢的且力所能及的活动，如看报纸、听音乐、园艺、旅行等。保持积极的生活方式可以保持技能、记忆力，增加自尊心，改善睡眠和避免抑郁，家属可按时给患者做此类的康复训练。

⑤ 防走失：外出时有专人陪同，并让患者随身携带卡片，避免走失或发生意外。

⑥ 定期检查：定期检查视力和听力，定期做牙齿检查，注意足部健康，穿着合适的鞋子。

评价标准如下。

评价指标	评价要素	分值	得分
工作准备（10分）	物品准备齐全，操作过程不缺用物，能满足完成整个操作，性能完好，摆放合理	3	
	环境准备情况，包括温湿度适宜，光线明亮，空气清新	3	
	照护对象准备：照护对象状态良好，可以配合操作 个人准备：着装、装饰等是否符合规范，操作过程中是否按要求洗手	4	
沟通解释评估（20分）	问好、自我介绍、友好微笑、称呼恰当、举止得体、用语礼貌，选择合适话题，自然开启话题等	5	
	采用有效方法核对照护对象基本信息。如果照护对象记不住自己的姓名和出生日期，可以通过查看身份证或者房间内显示照护对象信息的标识	5	
	结合案例对照护对象进行综合评估 1. 一般情况（如精神状态、饮食、大小便、睡眠等） 2. 心理状态 3. 疾病相关的症状（定向力障碍、记忆力障碍、情绪等） 4. 针对本情境可能存在的特殊情况（有无找妻子） 5. 当前的需求（如进餐需求、如厕需求、用药情况等）	5	
	1. 为照护对象介绍照护任务、任务目的、操作时间、关键步骤 2. 介绍需要照护对象注意和配合的内容 3. 获得照护对象理解，并且愿意配合	5	

模块三 老年疾病的健康照护　**149**

续表

评价指标	评价要素	分值	得分
实际照护过程 （70分）	实施安全照护： 　1.巡视并检查环境，识别环境中存在的或潜在的危险因素，及时消除危险因素，确保环境安全 　2.观察照护对象的精神状态，确保照护对象及照护人员自身安全 　3.观察照护对象裤子是否过长、鞋子是否防滑、有无使用辅助工具如眼镜或助行器，有无头晕不适 　4.为照护对象实施安全教育	10	
	实施现实导向疗法 　1.恰当采用日历、图片、报纸等，引导照护对象回到现实 　2.针对照护对象的困难给予解决 　3.利用房间内的写字板定期更新日期、星期、季节、天气、照护人员姓名、机构名称等信息	15	
	实施回忆疗法 　1.确保房间安静、舒适 　2.利用照护对象房间内过去的一些作品或者相册，或者他过去非常重要时间相关的资料进行回忆。主动引导话题，认真倾听，不打断、不漠视，经常采用充分的询问的眼神交流等鼓励照护对象进行讲述	15	
	在照护过程中结合照护对象情况开展健康指导，如安全指导、健康生活方式等： 　1.教育方式恰当，如讲解与示范相结合 　2.语言简单易懂，尽量使用生活化语言 　3.表达准确、逻辑清晰、重点突出	6	
	心理照护：贯穿于照护过程始终，及时疏导照护对象不良情绪，鼓励照护对象积极配合治疗	4	
	坚持卫生的原则：严格按手部卫生的 5 个时机	4	
	发挥能动性：在照顾过程中能鼓励并尽量使照护对象亲力亲为，告知其如何发挥能动性	4	
	保护照护对象隐私：例如保护照护对象的个人信息，为其使用保护性材料（屏障）等	4	
	注意劳动保护：运用人体力学原理，注意节力和自身劳动保护	4	
	操作结束前询问照护对象有无其他需求、是否满意（反馈），整理各项物品，做好记录	4	

知识拓展

　　2019年5月14日，世界卫生组织颁布《降低认知衰退和失智症风险指南》，指出定期锻炼、不吸烟、避免有害饮酒、控制体重、健康饮食以及保持健康的血压、胆固醇和血糖水平，可降低痴呆症风险。

　　（1）身体活动干预措施　应建议认知正常的成年人和存在轻度认知障碍的

成年人进行身体活动，以降低认知能力下降风险。

（2）戒烟干预措施　应向使用烟草的成年人提供戒烟干预措施，因为除其他健康益处外，戒烟还可能降低认知能力下降和痴呆症风险。

（3）营养干预措施　可向认知正常和轻度认知障碍的成年人推荐地中海式饮食，以降低认知能力下降和（或）痴呆症风险；向所有成年人推荐健康、均衡的饮食；不建议使用B族维生素、维生素E、多不饱和脂肪酸和复合补充剂以降低认知能力下降和（或）痴呆症风险。

（4）酒精使用障碍干预措施　应向认知正常和轻度认知障碍的成年人提供促进减少或停止危险和有害饮酒的干预措施，以降低认知能力下降和（或）痴呆症风险并获得其他健康益处。

（5）认知干预措施　向认知正常和轻度认知障碍的成年人提供认知训练，以降低认知能力下降和（或）痴呆症风险。

（6）社交活动　有关社交活动和降低认知能力下降/痴呆症风险的证据不足，而参与社交和社会支持与生命全程的良好健康和福祉密切相关，在整个生命过程中均应支持融入社会。

（7）体质量管理　可提供针对中年超重和（或）肥胖的干预措施，以降低认知能力下降和（或）痴呆风险。

（8）高血压管理　应向高血压患者提供高血压管理；可向患高血压的成年人提供高血压管理，以减少认知能力下降和（或）痴呆症风险。

（9）糖尿病管理　向成年糖尿病患者提供药物和（或）生活方式干预的形式的糖尿病管理；可向成年糖尿病患者提供糖尿病治疗，以降低认知能力下降和（或）痴呆症风险。

（10）血脂异常管理　可提供中年血脂异常管理，以降低认知能力下降和痴呆症风险。

（11）抑郁症管理　目前没有足够证据建议使用抗抑郁药物来降低认知能力下降和（或）痴呆症风险，根据WHO现有精神卫生差距行动规划指南，应向患有抑郁症的成年人提供抗抑郁药和（或）社会心理干预形式的抑郁症管理。

（12）听力损失管理　没有足够的证据建议使用助听器来降低认知能力下降和（或）患痴呆症风险，应按照WHO老年人综合照护指南中的建议，向老年人提供筛查和助听器，以便及时识别和管理听力损失。

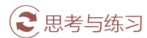 思考与练习

一、单选题

1.下列不属于失智症常见健康问题的是（　　）。
A.认知能力下降　　　　　　　B.精神行为症状
C.日常生活能力受损　　　　　D.思维能力增强
2.以下不属于定向力的评估内容的是（　　）。
A.时间　　　　B.听力　　　　C.地点　　　　D.人物

二、问答题

1.试述失智症的病因。
2.试述如何实施回忆疗法。

三、案例分析

李某某，62岁，退休音乐老师。1年前被诊断为路易体痴呆症，在某养老院已经住了6个月了。她出现了幻觉，经常吵着说有小人在她房间里偷她的东西。她偶尔也会担心她的女儿，说她需要去学校接小女儿放学了，以免女儿在路上遇到坏人。其实她的小女儿25岁了，大女儿也已经27岁，她们每周日都过来探望李女士。她的丈夫做点小生意，平时比较忙，但是每到月底也会抽时间来探望她。你作为长期照护中心的照护师，应如何为李女士提供照护和指导？

任务三　老年临终患者的健康照护

学习目标

1.能够对老年临终患者进行全面、准确的照护评估，明确照护需求。
2.能够根据照护需求为老年临终患者提供全面、恰当的照护措施。
3.能养成"以人为本、人文关怀"的健康理念，照护过程中具有爱心、耐心、同理心。

任务引入

赵爷爷，男，72岁，家住某小区×幢××室，退休教师。1年前确诊为膀胱癌，营养状况差、明显消瘦、食欲缺乏，所有治疗方案无效后，决定不再进行治愈性治疗，而是采用临终照护等姑息治疗。目前，赵爷爷转至长期照护中心进行临终的健康照护。你作为健康照护师，该如何为赵爷爷提供个性化的照护服务措施以减轻他的身心痛苦？

临终又称濒死，是临近死亡的阶段，一般指由于各种疾病或损伤而造成的人体主要器官功能趋于衰竭，积极治疗后仍无生还希望，各种迹象均显示生命活动即将终结的状态。关于临终的时间范围目前世界范围内尚无统一标准，各个国家都有自己的看法，过程可长可短。美国将临终定义为无治疗意义，估计只能存活6个月以内。我国不少学者提出：当患者处于疾病末期、患者在短期内（估计存活时间为2～3个月）不可避免发生死亡时即属于临终阶段，并指出对晚期癌症患者，只要出现生命体征和代谢方面的紊乱即可开始实施临终护理。从社会意义上讲，生命的预期寿命在6个月之内者即谓处于临终期的临终者。临终阶段作为人生中的最后阶段，身体技能的衰退和疾病的折磨使老年人在此阶段有特有的一些需求，如生理、精神心理及社会、信息需求等。

临终关怀，顾名思义，就是对临终者的关怀，关怀的内容包括生理、心理及社会各个方面。照护目的是以整个人为对象，提供精心照料，解除躯体痛苦，缓解对死亡的恐惧，维护其做人的尊严，提高其尚存生命质量，并给予家属心理关怀，最终使患者内心宁静地面对死亡，同时，还能够帮助患者家属承担一些劳累和压力。如果一位临终患者得到了成功的护理，他去世时就会感到活得有价值。我国步入老龄化社会后，家庭规模缩小，家庭功能弱化，老年人的照护问题就凸显了出来。老年临终患者的照护需求更为普遍、更为迫切。

一、照护评估

老年临终患者的评估包括生理反应的评估和心理反应的评估。对于临终患者来说，他们的痛苦包括精神心理的痛苦、机体感知的痛苦。前者来自对生命临近终结的绝望，对死亡的恐惧，对亲人难以割舍的情感。后者来自疾病的折磨。而精神压力带来的痛苦远远大于疾病带来的痛苦。躯体痛苦和精神痛苦合

模块三 老年疾病的健康照护 **153**

并存在、相互关联。躯体痛苦的加重常伴随精神痛苦的加重，而精神痛苦的加重却使躯体痛苦看起来有所减轻。

1.老年临终患者的身体状况评估

（1）肌肉张力丧失 有些患者会出现大小便失禁、吞咽困难，无法维持良好、舒适的功能体位，肌肉软弱无力等症状。

（2）胃肠道蠕动减弱 常见的有恶心呕吐、食欲缺乏、腹胀、便秘、脱水、口干等症状。

（3）循环功能减退 出现皮肤苍白、湿冷、四肢发绀、斑点、脉搏细弱或不规则、血压下降或测不出、少尿等症状。

（4）呼吸功能减退 呼吸频率由快变慢，深度由深变浅，出现鼻翼呼吸、潮式呼吸、张口呼吸、鼾声呼吸甚至呼吸停止等情形。

（5）感知觉、意识改变 表现为视觉逐渐减退，最后视力丧失，眼睑干燥、分泌物增多，听觉是最后消失的一个感觉。有些患者会神志一直清醒，有些患者会出现渐进式昏迷、迷糊、不安等情形，意识改变可表现为嗜睡、意识模糊、昏睡、昏迷等。此时患者通常脑部缺氧，知觉较为迟钝，并极度衰竭。睡眠时间越来越长且不易叫醒，对时间、地点、人物大都混淆不清，翻来覆去，产生幻觉。

（6）疼痛 表现为烦躁不安、不寻常的姿势、疼痛面容（五官扭曲、眉头紧锁、眼睛睁大或紧闭、双眼无神、咬牙）。

（7）临近死亡特征 各种反射逐渐消失，肌张力减退、丧失，脉搏快弱，血压下降，呼吸急促困难，出现潮式呼吸，皮肤湿冷，呼吸、心跳停止。

2.老年临终患者的心理状况评估

临终患者由于躯体疾病的折磨、对生的渴求和对死的恐惧会产生一系列复杂的心理改变，甚至出现行为和人格的改变。著名临床心理学家伊丽莎白·库伯勒·罗斯经过长期的观察研究指出，老年人在临终前一般经历五个阶段的心理变化。

（1）否认期 当老年患者得知自己的疾病已进入晚期时，会很吃惊，最初的心理反应就是否认，"不，这不会是我"，不承认自己患有无法逆转的疾病，表现怀疑诊断是否出了差错，这是患者面对严重应激时的心理防御机制，其有合理性，可暂时成为掩盖事实的积极的心理屏障，可帮助老年人暂时免去对死亡的忧虑和痛苦。

（2）愤怒期　否认期是短暂的，随着病情的进展，疾病的症状越来越明显，当确信自己的病真的无法医治时，老年临终患者通常会产生焦虑、愤怒、怨恨和克制力下降。"为什么是我？这不公平！"他们会因此无端发脾气、闹情绪，对别人的好意也不领情，甚至敌视身边的亲朋好友，拒绝治疗，产生破坏行为。这种情绪有正、反两方面的作用，一方面愤怒可以促使患者积极主动寻找最有效、最先进的治疗方法以求治愈，有可能给患者带来实际帮助；另一方面愤怒的患者会使患者与周围人疏远，因而得到的社会支持减少。

（3）协议期　当老年临终患者逐渐意识到自己病情的程度，感到愤怒、怨恨都于事无补，相反可能加剧疾病的进程，此时情绪变得平静。患者试图用合作的态度和良好的表现，积极配合医护人员，来换取延续生命或其他愿望的实现。会出现讨价还价，"假如让我好起来，我会……"的心理。这一时期，患者会比较顺从地接受治疗，希望能延长生命。

（4）抑郁期　随着老年临终患者身体状况日益恶化，患者逐渐意识到现代医疗技术也无力回天，自己生命将近，表现出极度伤感，会产生强烈的失落感、情绪低落、沉默、悲伤、哭泣、食欲缺乏、极度疲劳等，甚至出现自杀的倾向。他们希望多见一些亲朋好友，想得到更多人的同情和关心，会想安排自己的后事，留下自己的遗言。

（5）接受期　处于此期的老年临终患者身体极度虚弱，死亡是即将发生的事，患者无可奈何地默认了残酷的现实。此时患者体力处于极度疲劳、衰竭的状态，常会表现出平静、淡漠，情绪趋于平和，甚至会感到死亡是一种解脱，原有的恐惧、焦虑和痛苦逐渐消失。这种状态有助于患者安排后事，更从容地面对死亡。

每位临终老年人不一定会按照次序经历五个阶段，它们并不总是前后相随，有时会重合，有时会提前或延后出现。

3.其他评估

评估患者的文化习俗、信仰、对死亡的态度及情绪表现，评估家庭、心理需求及社会支持情况等。患者及其家属的痛苦程度与患者的家庭角色有关系，而患者面对死亡的态度，又与他的个性特征、文化水平、世界观有密切的联系。照护者需了解、尊重老年临终患者的隐私、文化习俗及信仰，充分重视个性化需求，和医生、营养师、心理师、药师等多科学团队共同制定健康照护计划，提高患者生活质量，帮助他们比较安详舒适地过好人生最后的生活。

模块三 老年疾病的健康照护 **155**

二、照护措施

1.症状控制

做好老年临终患者的症状控制和照护是健康照护的核心内容，是心理、社会、精神层面的基础。对临终老年人来说，治愈的希望已经变得非常渺茫，最需要的是获得身体舒适，控制疼痛、呼吸困难、咳嗽咳痰、恶心呕吐、口干、腹胀、谵妄等症状。通过症状的管理措施缓解临终老年人的痛苦，增加舒适感，最大限度地提高老年人的生存质量。

（1）疼痛　对于临终老年人可能存在的疼痛，及时给予评估疼痛的指数，根据疼痛指数来描绘疼痛曲线图，找出疼痛的规律，在疼痛发作前给予止痛药。绝对不能让患者强忍疼痛，违反医疗的人性化照护原则，照护时应注意吗啡类药物的效果及不良反应，防止呼吸抑制，当出现上述情况时，及时报告，并做出相应的处理。同时通过技术性操作和非药物治疗，如按摩、温热敷、松弛术、音乐疗法等缓解疼痛，让患者感到舒适，提高其生存质量。

（2）呼吸困难　保持室内空气新鲜；严密观察体温、脉搏、呼吸、血压的变化以及皮肤颜色、温度等，注意保暖；神志清醒者采用半坐卧位，昏迷者采用侧卧位，头侧向一边；呼吸困难者可给氧气吸入；及时吸痰，保持呼吸通道通畅；

（3）咳嗽、咳痰　提供整洁、舒适、温湿度适宜的环境，减少不良刺激。保持舒适体位，注意保暖。促进有效排痰，包括深呼吸和有效咳嗽、湿化和雾化疗法，如无禁忌，可给予胸部叩击和胸壁震荡、体位引流以及机械吸痰等。

（4）恶心、呕吐　临终前老人恶心呕吐时常伴随一些自主症状，如心慌、呼吸急促、出冷汗等。照护者应遵医嘱为老年人使用止吐药，头偏向一侧防止误吸，保持环境安静、无异味，远离诱发恶心呕吐的食物，保持口腔、面部、衣物清洁无异味。

（5）谵妄　有的老年临终患者可能会出现谵妄等神志变化，需考虑癌症脑转移、代谢性脑病变、电解质不平衡、营养异常或败血症等因素。症状在下午或晚上会更严重。老人的躁动不安需密切观察，找出可治疗原因，如疼痛、脑缺氧、气喘、膀胱或直肠胀等，并给予对症处理。保持房间环境安静、舒适，遵医嘱用药，耐心为老人提供照护，缓解老人的恐惧和疑心。

（6）针对老年人可能存在的其他症状，如腹胀、便秘、口干等，提供相应的症状管理措施，对症处理。

2.舒适照护

尊重老年人的文化习俗和信仰，主动了解其在生活和饮食方面的禁忌。照护内容包括身体舒适、心理安慰、社会支持和精神慰藉等方面。

（1）提供舒适的环境　确保老年临终患者的住处舒适、安静，保持温度适宜，提供舒适的床铺和床上用品。房间可备有电视、书报，配备电话、收录机、衣柜及桌椅，到处可见鲜花、绿色植物。对其物品放置没有硬性规定和限制，允许患者在墙上粘贴自己喜欢的画、工艺品、相片等，使其在舒适、温馨的环境中度过有限的时光。

（2）保持舒适的体位　取舒适卧位，定期调整老年人的体位，以避免肌肉压迫或血液循环受阻，穿着舒适、宽松、穿脱方便的衣服。

（3）预防并发症　加强生活护理，满足基本生理需要，如协助进食饮水、口腔照护、大小便异常照护、会阴照护，给患者洗头、擦身，保持皮肤的清洁舒适，维护患者尊严。勤翻身、拍背，勤整理，勤更换，预防压疮、肺炎等并发症。

（4）加强口腔护理　评估口腔内的变化（如黏膜、舌苔及牙龈等）。晨起、餐后和睡前协助患者漱口，保持口腔清洁卫生，预防口腔感染等并发症；口唇干裂者可用温水湿润，涂润唇膏；有溃疡或真菌感染者酌情涂药；口腔干燥者可适量喂水；必要时使用漱口水。

3.提供营养支持

尽最大努力为临终老年人提供适当的营养，根据个体需求提供色、香、味俱全的、营养均衡的饮食，少量多餐；提供流质、半流质易消化饮食，必要时也可通过营养补充剂或输液来支持营养需求；提供清洁优美的就餐环境，能够很好地提高老人的食欲。

4.减轻感知觉改变的影响

居住环境应安静，空气清新，保持通风。适当的照明可以避免恐惧，增加安全感，减轻感知觉改变的影响，增强其安全感。

5.心理支持和照护

鉴于老年临终患者的特殊心理，老年人临终照护应注意以下方面。

（1）触摸　听觉是临终患者最后丧失的感觉，因此，照护者与患者交谈时语调应柔和，语言要清晰，也可采用触摸患者等非语言交谈方式，让患者在生命最后的时刻也不孤独。临终者期待被看成正常人而非患者，通过触摸他的手，注视他的眼睛，轻轻替他按摩，就可以给他极大的安慰。

模块三　老年疾病的健康照护　**157**

（2）耐心倾听和诚恳交谈　让临终者把他真正想说的话说出来，温暖地鼓励他尽可能自由地表达对临终和死亡的想法，这种坦诚、不退缩地披露情绪是非常重要的，可以让临终者顺利转化心境，接受并面对死亡。尽可能与老年人建立有效的交流，借助语言、非语言沟通方式，以满足他们的需求和意愿。

（3）提供家庭支持　家属是临终老年人的生活依靠和精神支柱，与老年人的家人保持密切联系，提供情感支持、教育和指导，允许家属陪护老年人，参与临终照护，帮助他们理解临终关怀的重要性。

（4）帮助老年人保持社会联系　老年临终患者在终末期基本脱离社会，人际关系网络发生变化，易导致患者产生支持度不够的感受。照护者可联合医务社会工作人员和志愿者服务，为有需求的患者提供社会资源帮助。同时，鼓励家属和亲友参与临终照护，组织家庭聚会，与老年临终患者进行人生回顾，及时表达对患者的关心，尽力满足患者的要求和希望，使他们精神上得到慰藉和安抚。

（5）适时有度的宣传优死的意义　大部分老年临终患者和家属面对即将来临的死亡会具有恐惧感。根据老年人不同的职业、性格、社会文化背景，尊重老人的民族习惯和信仰，在合适的时机，谨慎地与老人、家属探讨生和死的意义，有针对性地进行心理疏导和安慰，帮助老人正确认识、面对疾病和生命，减少对死亡的恐惧，以平静的心情面对即将到来的死亡。

（6）尊重和关怀　尊重老年人的尊严和个人意愿，关心他们的舒适和安全，确保他们在生命最后阶段获得尽可能高的生活质量。重视与弥留之际老年人的心灵沟通。

（7）支持情感和心理需求　提供情感支持和安慰，倾听老年人的需求和担忧，尽量减轻其焦虑、孤独和恐惧感。

6.关怀护理方式

对不同心理阶段的老年患者，采取不同的关怀护理方式。

（1）否认期　不揭穿患者的防卫机制，不强求患者面对现实，病情的告知应取得医生和家属的同意，可以适当地让患者知道病情，但应根据患者的精神状态，用发自内心的真诚来理解患者，耐心倾听患者的诉说，用合适的语言让患者得到希望，鼓励患者坚持治疗，使之消除被遗弃感，时刻感受照护者的关怀，逐步面对现实。

（2）愤怒期　工作中要忍耐患者或家属的不理解，设身处地为患者着想，以真诚和体贴疏导发怒的患者，必要时辅助药物，帮助患者平息愤怒情绪，要多陪伴患者，在鼓励患者坚持治疗的同时，想办法减轻患者痛苦，以取得患者的信任，尽量满足患者的心理需求。

（3）协议期　重视患者的想法或要求，尽量为患者创造亲切舒适的氛围，选择恰当的时机与患者进行生命观念、生命意义的讨论，了解患者的想法和态度，有针对性地安慰患者，尽量满足患者愿望，耐心关怀患者，并告诉患者医生在为他使用最适合他病情的治疗方法和药物，使患者身心感到相对舒适。

（4）抑郁期　评估患者的抑郁情绪，给予同情和照顾，主动真诚地关心患者，用行动让患者感到温暖，允许患者表达其哀伤情绪，让其家属多陪伴照护，尽力帮助患者完成未尽事宜，顺利度过抑郁期。加强基础照护并加强观察巡视，以免发生意外情况。

（5）接受期　尊重患者的选择和信仰，与家属共同安慰患者，鼓励患者说出牵挂并积极帮助患者完成心愿。让家属多陪伴患者，不要勉强或过多打扰患者，给予患者最大支持，让其感受温暖，在平和的环境中离开人世。

7.对临终患者亲属的心理支持

照护者要指导家属在临终患者离世后安排好老人的遗体、处理好后事等，为他们提供必要的自助技巧。在居丧期间，照护者要妥善疏导家属的悲伤，给他们以精神上的支持和安慰，可以与家属沟通，进行死亡教育，鼓励和引导其宣泄情感，减少内心伤害。

这些护理措施旨在提供最大限度的舒适和关爱，尊重老年人的权益和个人意愿，使他们在生命最后的阶段得到尊严和宽慰。

三、任务实施

根据任务情境，为赵爷爷提供个性化的照护服务措施，减轻他的身心痛苦。通过实践演练，使同学们可以进一步掌握老年临终患者健康照护的相关知识，锻炼与照护对象沟通的能力，增强评估能力，并结合照护对象实际情况提供全面恰当的照顾措施。

[第一步]工作准备

（1）环境准备　模拟长期照护中心。

（2）物品准备　准备好所需物品，能满足完成照护任务，且物品性能完好、放置合理。包括治疗车、洗手液、照护记录单、枕头、体位垫、脸盆、毛巾、

模块三　老年疾病的健康照护　**159**

浴巾、浴皂、浴毯、梳子、护肤用品、治疗盘、治疗碗、治疗巾、水杯、吸管、压舌板、棉球、纱布、持物钳、手电筒、止血钳、漱口液、润唇膏、垃圾桶等。

（3）人员准备　将同学分成若干小组，每组4～6人，进行角色扮演，共同完成活动操作。

[第二步]沟通解释评估

（1）问好，自我介绍，友好微笑，用对方喜欢的称呼方式开展沟通，注意保持目光接触和平视交流，举止得体，用语礼貌，自然开启话题，构建良好的合作关系。

（2）采用有效方法核对赵爷爷基本信息。

（3）结合案例对赵爷爷进行综合评估，包括一般情况（如精神状态、饮食、大小便、睡眠等）、心理状况、针对本情境可能存在的特殊情况、当前的需求（如体位、温湿度、口腔清洁、皮肤清洁等）。

（4）为赵爷爷介绍照护任务及目的、操作时间、关键步骤，介绍需要赵爷爷注意和（或）配合的内容，获得理解并愿意配合。

[第三步]实际照护过程

（1）协助赵爷爷进行皮肤照护

① 关闭门窗，拉上窗帘，保持房间内环境良好，温度适宜。

② 协助赵爷爷取舒适卧位，并保持身体平衡。

③ 根据病情放平床头，松开盖被移至床尾，给赵爷爷遮盖浴毯。

④ 将脸盆和浴皂放于床旁桌上，倒适量温水。

⑤ 为赵爷爷进行皮肤清洁。

A.为赵爷爷洗脸、颈部：将毛巾缠于手上，依次擦洗眼、额、面颊部、鼻翼、人中、耳后、下颌直至颈部。

B.清洗上肢和胸腹部：脱下衣服（先脱近侧，后脱远侧；先脱患侧，再脱健侧），在擦洗部位下面铺上大毛巾，按顺序擦洗两上肢和胸腹部。协助赵爷爷侧卧清洗双手。

C.擦洗颈、背、臀部：协助赵爷爷侧卧，背向照护师，依次擦洗后颈、背部及臀部；协助穿上清洁衣服（先穿远侧，再穿近侧；先穿患侧，再穿健侧）。

D.擦洗双下肢、踝部，清洗双足。

E.擦洗会阴部。

⑥ 协助赵爷爷取舒适体位，为赵爷爷梳头。

⑦ 整理用物，洗手，记录皮肤情况。

⑧ 评价赵爷爷的接受程度和满意程度，及时调整。

（2）协助赵爷爷进行口腔照护

① 协助赵爷爷取侧卧或仰卧位、头偏向一侧。

② 将治疗巾围于颈下，弯盘置口角旁，必要时取下义齿（义齿用冷开水刷净，置清水中，每日换水一次）。

③ 协助赵爷爷自含或用吸水管吸水，含漱后，吐至弯盘，数次（根据口腔情况选择合适的漱口液）。

④ 用血管钳（镊）持棉球擦拭（棉球不宜过湿，每次一个）；顺序可为外面、内面、咬合面、颊部硬腭及舌面（擦洗动作轻柔）。

⑤ 观察口腔情况，遵医嘱使用外用药。

⑥ 整理用物，洗手，记录口腔情况。

⑦ 评价赵爷爷的接受程度和满意程度，及时调整。

（3）协助赵爷爷进食、进水

① 操作前环境整洁，温湿度适宜，无异味。

② 询问赵爷爷进食、进水前是否需要大小便，根据需要协助排便，协助洗净双手。

③ 根据需要协助照护对象戴上义齿，服用餐前口服药。

④ 向赵爷爷说明进食、进水时间和本次进餐食物，询问有无特殊需要。

⑤ 根据赵爷爷自理程度及病情采取适宜进食体位（如轮椅坐位、床上坐位、半坐位、侧卧位等）。为其戴上围裙或将毛巾垫在颌下或胸前部位。

⑥ 协助进餐：将准备好的食物盛入赵爷爷餐盘，摆放到餐桌上。

A.鼓励能够自己进餐的老年人自行进餐。指导其上身坐直并稍向前倾，头稍向下垂，进餐时细嚼慢咽，不要讲话，以免发生呛咳；鼓励能自己饮水的老年人手持水杯或借助吸管吸水，嘱其小口饮用，以免呛咳，出现呛咳应立即停止，稍事休息再饮用。

B.对于不能自行进餐的老年人，由照护者喂饭。照护者手腕触及碗壁外侧，感受并估计食物温热程度，以汤勺喂食时，每喂食一口，食物量以汤勺的1/3为宜，等到老年人完全咽下一口后，再喂食下一口；对不能自理的老人，喂水时可借助吸管饮或使用汤勺喂水。用汤勺喂水时，水盛装汤勺的1/2～2/3为宜，见老年人咽下后再喂下一口。

⑦ 进餐后，照护者协助老年人漱口，并用毛巾或纸巾擦干口角的水痕。叮嘱老年人餐后不能立即躺平，保持进餐体位30分钟后再卧床休息。清扫整理床单位，清洗餐具并放回原处，必要时消毒。

（4）健康指导

① 对赵爷爷及家属进行正确的宣教，使他们了解临终关怀的知识及其意义，帮助他们理性对待死亡，缓解赵爷爷及家属的心理问题，做好心理调适，以乐观积极的态度配合治疗，提高其生活品质。

② 向赵爷爷和家属介绍皮肤清洁的目的，鼓励赵爷爷经常更换卧位，每2小时翻身一次，必要时每30分钟翻身一次。保持皮肤干燥、清洁，床单、被服保持清洁，可按摩背部及受压局部，促进血液循环，预防压疮。

③ 鼓励赵爷爷养成良好的卫生习惯，每天坚持早、晚刷牙和饭后漱口。

④ 指导赵爷爷进食的要点如下。

A.进食时间：根据老年人生活习惯，合理安排进餐时间，一般早餐时间为上午6～7时，午餐时间为中午11～12时，晚餐时间为下午5～7时。

B.进食频次：老年人除了一日三餐正常摄食外，为了适应其肝糖原储备减少及消化吸收能力降低等特点，可在晨起、餐间或睡前适当补充一些糕点、牛奶、饮料等。

C.进食量：每天进食量应该根据上午、下午、晚上的活动量均衡地分配到一日三餐中。主食"宜粗不宜细"：老年人每日进食谷类200g左右，并适当地增加粗粮的比例；蛋白质宜"精"，每日由蛋白质供给的热量应占总热量的13%～15%；脂肪宜"少"，老年人应将由脂肪供给的热量控制在20%～25%；维生素和无机盐要"充足"。

D.进食速度：老年人进食速度宜慢，有利于食物的消化和吸收，同时，预防在进食过程中发生呛咳或者噎食。

E.进食温度：由于老年人唾液分泌减少，口腔黏膜抵抗力低，因此不宜食用过热食物；进食过冷，容易伤脾胃，影响食物消化吸收。食物以温热不烫嘴为宜。

⑤ 指导赵爷爷进水的要点如下。

A.开水晾凉以后再递交给老人手中或进行喂水，防止发生烫伤。

B.老年人饮水后不能立即平卧，防止反流发生呛咳、误吸。

C.对不能自理的老年人每日分次定时喂水。

⑥ 评价赵爷爷的接受程度和满意程度。

评价标准如下。

评价指标	评价要素	分值	得分
工作准备 （10分）	物品准备齐全，操作过程不缺用物，能满足完成整个操作，性能完好，摆放合理	3	
	环境准备情况，包括温湿度适宜，光线明亮，空气清新	3	
	照护对象准备：照护对象状态良好，可以配合操作 个人准备：着装、装饰等是否符合规范，操作过程中是否按要求洗手	4	
沟通解释评估 （20分）	问好、自我介绍、友好微笑、称呼恰当、举止得体、用语礼貌，选择合适话题，自然开启话题等	5	
	采用有效方法核对照护对象基本信息	5	
	结合案例对照护对象进行综合评估 1. 一般情况（如精神状态、饮食、大小便、睡眠等） 2. 照护对象病情、合作程度、自理程度 3. 心理状况 4. 针对本情境可能存在的特殊情况 5. 对疾病的了解和当前的需求（如体位、温湿度、口腔清洁、皮肤清洁等）	5	
	1. 为照护对象介绍照护任务、任务目的、操作时间、关键步骤 2. 介绍需要照护对象注意和配合的内容 3. 获得照护对象理解，并且愿意配合	5	
实际照护过程 （70分）	为照护对象进行皮肤照护： 1. 指导照护对象取舒适体位 2. 为照护对象正确进行皮肤照护	15	
	为照护对象进行口腔照护： 1. 指导正确的漱口方法 2. 为照护对象正确进行口腔照护	15	
	协助照护对象进食、进水： 1. 为老年人摆放合适体位 2. 协助照护对象正确进食、进水	10	
	在照护过程中结合老年人情况开展健康指导，如预防压疮、预防口腔感染、正确进食、进水等： 1. 教育方式恰当，如讲解与示范相结合 2. 语言简单易懂，尽量使用生活化语言 3. 表达准确、逻辑清晰、重点突出	6	
	心理照护：贯穿于照护过程始终，及时疏导照护对象不良情绪，鼓励照护对象积极配合治疗	4	
	坚持卫生的原则：严格按手部卫生的5个时机，必要时戴手套，正确使用防护材料，正确处理废弃物	5	
	保护照护对象隐私：例如保护照护对象的个人信息，为其使用保护性材料（屏障）等	5	
	注意劳动保护：运用人体力学原理，注意节力和自身劳动保护	5	
	操作结束前询问照护对象有无其他需求、是否满意（反馈），整理各项物品，做好记录	5	

模块三 老年疾病的健康照护 **163**

知识拓展

《姑息治疗和安宁疗护基本用药指南》对姑息治疗和安宁疗护的相关概念对比解释如下。

（1）姑息治疗是指患有现代医学尚无法自愈的、各种严重的、致命性疾病的患者，通过早期识别、全面评估和治疗躯体症状、精神心理症状并提供多科学团队协作模式的整体帮助，以提高患者的生活质量，同时为患者的家庭成员和照护者提供整体关怀的专业，也被称为"支持治疗""生命末期照护""舒缓医疗"。

（2）姑息治疗的特点如下。

① 提供缓解疼痛及控制其他痛苦症状的临床医疗服务。

② 尊重生命，将死亡视为生命的正常过程。

③ 既不加速死亡，也不延缓死亡。

④ 提供系统支持，尽可能帮助患者提高生活质量，直至离世，帮助患者和家庭应对面临的死亡危机。

⑤ 对患者的心理、心灵层面提供全方位的照护。

⑥ 采用团队协作模式，处理患者和家属的需求。

⑦ 有时也适用于疾病的早期，包括联合应用其他延长生命的治疗，如放疗、化疗、介入性治疗等。

（3）安宁疗护以临终患者和家庭成员为中心，以多团队协作模式进行，主要内容包括疼痛及其他症状控制，舒适照护，心理、精神及社会支持。安宁疗护是姑息治疗的终末期重要组成部分，在为临终患者和家庭成员服务的过程中，侧重于充分尊重患者和家属的意愿，在不刻意缩短患者生存时间的前提下，尽力确保患者在临终过程中的舒适和尊严。

（4）姑息治疗和安宁疗护的异同点如下。

① 适用的疾病阶段不同：姑息治疗在疾病的早期即可进行，贯穿疾病治疗全过程。安宁疗护的患者生存期较短，濒临生命的终点，属于姑息治疗的最后一个重要环节。

② 治疗措施和策略不尽相同：姑息治疗治疗措施较为广泛，包括普通内科治疗、姑息性手术、介入术、放疗/化疗、营养支持和补液等措施，延缓病情发展、减缓患者痛苦并适当延长生存时间。安宁疗护的治疗策略会随着患者

生命进入倒计时逐渐减少，直到完全撤除药物和仪器，仅使用适当的药物减轻患者痛苦和恐惧，同时提供尊严和舒适性护理，并为患者家庭成员提供必要支持。

③适宜的病种和人群：需进行姑息治疗的常见疾病有心血管疾病、慢性阻塞性肺疾病、恶性肿瘤、艾滋病或艾滋病病毒携带者、糖尿病、肾脏疾病、肝硬化、阿尔茨海默病和其他类型痴呆、多发性硬化等。上诉患者经过治愈性治疗、姑息治疗，病情进展至临终阶段，则需要接受安宁疗护服务。

思考与练习

一、单选题

1.配合老年临终患者心理护理措施的技巧不包括（　　　）。

A.触摸　　　　　　　　　　　　B.早日告知老人真相使其配合治疗

C.引导正确面对死亡　　　　　　D.允许家属陪伴老年人

2.胡爷爷，72岁，肝癌晚期，治疗效果不佳，肝区剧烈疼痛、腹水、呼吸困难，患者感到痛苦，有轻生念头，此心理反应属于（　　　）。

A.否认期　　　　B.愤怒期　　　　C.忧郁期　　　　D.接受期

二、问答题

1.写出老年临终患者临终常见的症状。

2.简述如何为老年临终患者及其家属提供有效的心理护理。

三、案例分析

胡爷爷，81岁，1年前发现有末期肺癌，目前生活完全不能自理，现在身体非常虚弱，经医生诊断，剩下的生命不长，约3个月。你作为长期照护中心的照护师，应如何为胡爷爷提供照护和指导？

模块三 老年疾病的健康照护

学习情境三　家庭场景下患者的健康照护

家庭照护是指上门为患有慢性疾病或者处于身心疾病康复期的照护对象提供日常生活照料、药物管理、健康监测、康复护理、心理支持、社交活动等健康照护服务。本学习情境选择了老年帕金森病患者健康照护、老年高血压病患者健康照护、老年性耳聋患者健康照护三个学习任务，通过相关知识的学习，掌握家庭场景下患者的照护实践技能。

任务一　老年帕金森病患者的健康照护

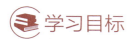 学习目标

1. 能够说出帕金森病的病因。
2. 能够对帕金森病患者进行全面、准确地照护评估，明确照护需求。
3. 能够根据照护需求为帕金森病患者提供全面、恰当的照护措施。
4. 能养成"以人为本"的职业理念，照护过程中具有爱心、耐心、同理心。

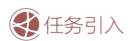 任务引入

陈爷爷，男，75岁，独居，家住某小区×幢××室，退休会计师，无烟酒嗜好。2年前被诊断出帕金森病，根据医嘱服用左旋多巴，一天3次。陈爷爷肌肉僵硬，动作缓慢，说话含糊不清，喝水时会有呛咳，日常行走不便。最近2周双手颤抖愈加严重，很难使用餐具正常吃饭，进食困难，晚上也经常失眠。目前陈爷爷的日常生活依靠保姆每天来帮助他3小时。昨天

陈爷爷的女儿打电话到社区照护中心求助，想让照护师上门为陈爷爷提供照护。你作为健康照护师，该如何为陈爷爷提供疾病自我管理的指导和照护？

帕金森病又称震颤麻痹，是一种神经系统变性疾病，大多数发生于50岁以上的中老年人。主要病理改变为黑质多巴胺能神经元变性死亡，但造成黑质多巴胺能神经元变性死亡的病因及发病机制尚未完全明确，可能与遗传因素、环境因素、神经系统老化等有关。帕金森起病隐匿，进展缓慢，主要症状是静止性震颤、运动迟缓、肌强直、姿势平衡障碍，一般从一侧上肢远端开始，可以出现手指规律性的屈曲和拇指对掌运动。此外，还可能伴随感觉障碍、睡眠障碍、自主神经功能障碍等。目前认为约10%的患者有家族史，绝大多数患者为散发性。

一、病因

帕金森病的病因尚未明确，发病机制复杂，目前认为由以下多种因素交互作用。

1.遗传因素

10%左右的帕金森病患者有家族聚集的倾向，包括常染色体显性遗传或常染色体隐性遗传，绝大多数患者为散发性。

2.环境因素

20世纪80年代初发现一种嗜神经毒1-甲基-4-苯基-1,2,3,6-四氢吡啶（MPTP）可诱发典型的帕金森病。环境中与MPTP分子结构类似的工业或农业毒素，如某些杀虫剂、除草剂、鱼藤酮、异喹啉类化合物等可能是帕金森病的病因之一。除此之外，患者黑质中复合物Ⅰ活性和还原性谷胱甘肽等抗氧化物质含量降低，导致多巴胺代谢产生的氧自由基不能得到有效清除，使得氧化应激增强，可能与帕金森病的发病和病情进展有密切的关联。

3.神经系统老化

帕金森病主要发生于中老年人，40岁前发病相对少见，提示神经系统老化与发病有关。有资料显示30岁以后，随年龄增长，黑质多巴胺能神经元开始呈退行性变，多巴胺能神经元渐进性减少。尽管如此，但其程度并不足以导致发病，老年人群中患病者也只是少数，所以神经系统老化只是帕金森病的可能病因之一。

模块三 老年疾病的健康照护 **167**

二、照护评估

1.病史

详细评估患者患病的有关因素，了解患者的日常生活方式、生活能力、饮食、睡眠、大小便、吞咽障碍、肌力、肌张力、行走能力、心理和健康状态等；评估患病后的检查和治疗经过，目前用药情况和病情控制情况等；评估患者对疾病知识的了解程度，患病后有无焦虑、恐惧等心理变化，家庭成员中患帕金森病的情况及对本病的认识程度和态度等。

2.常见健康问题

（1）静止性震颤　常为首发症状，多始于一侧上肢远端，静止位时出现或明显，随意运动时减轻或停止，紧张或激动时加剧，入睡后消失。典型表现是拇指与屈曲的食指间呈"搓丸样"动作。随病程进展，震颤可逐渐涉及至下颌、唇、面部和四肢。

（2）肌强直　被动运动关节时阻力增高，且呈一致性，类似弯曲软铅管的感觉，故称"铅管样强直"；在有静止性震颤的患者中可感到在均匀地阻力中出现断续停顿，如同齿轮在转动一样，称为"齿轮样强直"。四肢、躯干、颈部肌强直可使患者出现特殊的屈曲体姿，表现为头部前倾，躯干俯屈，肘关节屈曲，腕关节伸直，前臂内收，髋及膝关节略微弯曲。

（3）姿势步态异常　在疾病早期，表现为走路时患侧上肢摆臂幅度减小或消失，下肢拖曳。随病情进展，步伐逐渐变小变慢，启动、转弯时步态障碍尤为明显，自坐位、卧位起立时困难。有时行走中全身僵住，不能动弹，称为"冻结"现象。有时迈步后，以极小的步伐越走越快，不能及时止步，称为前冲步态或慌张步态。

（4）运动迟缓　随意运动减少，动作缓慢、笨拙。多表现为开始的动作困难和缓慢。早期以手指精细动作如解或扣纽扣、系鞋带等动作缓慢，逐渐发展成全面性随意运动减少、迟钝，晚期因合并肌张力增高致起床、翻身、穿衣、洗脸、刷牙、系鞋带等日常生活很难完成，书写困难，所写的字弯弯曲曲，越写越小，呈现"写字过小征"。面部表情呆板，出现"面具脸"。

（5）非运动征象　可有感觉障碍，早期即可出现嗅觉减退，中晚期常有肢体麻木、疼痛、睡眠障碍；临床常见自主神经功能障碍，如便秘、多汗、脂溢性皮炎（油脂面）等，吞咽活动减少可导致流涎；近半数患者伴有抑郁等精神障碍，并常伴有焦虑，出现幻觉。

3.诊断标准

（1）运动减少　启动随意运动的速度缓慢。疾病进展后，重复性动作的运动速度及幅度均降低。

（2）至少存在下列1项特征　肌肉僵直；静止性震颤4～6Hz；姿势不稳（非原发性视觉、前庭、小脑及本体感受功能障碍造成）。

（3）支持标准（必须具备下列3项或3项以上特征）　单侧起病；静止性震颤；逐渐进展；发病后多为持续性的不对称性受累；对左旋多巴的治疗反应良好（70%～100%）；左旋多巴导致的严重的异动症；左旋多巴的治疗效果持续5年或5年以上；临床病程10年或10年以上。

三、照护措施

（1）生活照护　培养患者日常生活的自理能力很重要。要主动了解患者所需，关心体贴患者，多倾听患者的感受，给予理解和支持。多鼓励患者做自己力所能及的事情，如穿衣、进食、保持个人清洁卫生等，必要时可以介绍高位坐厕、坚固且有扶手的高脚椅、手杖、助行器、智能餐具、床铺护栏等辅助设施协助患者生活，同时做好安全防护，预防跌倒。

（2）饮食指导　给予高热量、高维生素、高纤维素、低盐、低脂、含适量优质蛋白的食物。由于高蛋白饮食会降低左旋多巴类药物的疗效，因此不宜给予过多蛋白质。槟榔可降低抗胆碱能药物的疗效，也应避免食用。鼓励患者多吃新鲜蔬菜、水果，补充水分，保持大便通畅，预防便秘。戒烟、酒。进食或饮水时保持坐位或半卧位。对于流涎过多的患者可使用吸管吸食流质食物。对于咀嚼能力和消化功能减退者应给予易消化、易咀嚼、无刺激的软食或半流食。对于吞咽障碍者应选择面片、稀粥等不易反流的食物，协助患者少量分次吞咽。

（3）运动指导　为了维持身体的灵活性，保持并增强自我照顾能力，运动锻炼很关键。鼓励起病初期的患者积极参与家居活动和社交活动，如做家务、养花、下棋、散步、打太极拳、做体操等，注意保持身体和各关节的最大活动范围和活动强度。疾病中期的患者要有计划、有目的地锻炼，如练习起坐动作、练习走路，在协助患者行走时，勿强行拉着患者向前，提醒步行时要目视前方，保持步行的幅度和频率，当患者感到脚被粘在地上时，可先后退一步再继续向前走。疾病晚期的患者常常因为显著的运动障碍而无法站立，应帮助患者采取舒适体位，被动活动关节，按摩四肢肌肉，防止压疮。

（4）安全照护　由于行动不便，帕金森病患者易摔倒。要为患者创造简单安全的环境，标识清楚、醒目，无障碍物。日常生活用品放在伸手可及处。增设安全设施，如在楼道、门把附近的墙上、厕所及浴室等地方安装扶手。地面保持平整干燥。衣裤合身，穿防滑鞋，床铺有保护性床挡。步态不稳者应选用手杖、助行器等合适的辅助工具，可以帮助患者限制小步前冲步态和维持平衡。帕金森病患者有不自主抖动，常手握物品不稳，极易掉落，故餐具尽量选用不锈钢制品，避免使用陶瓷或玻璃制品，以防受伤。不要让老年人自行倒热水，防止烫伤。不要让患者自己保管药物，防止错服、漏服等。禁止将剪刀、钢针等锐器放于患者房间内，防止意外发生。对出现幻觉、抑郁、认知功能障碍等的帕金森病患者要严加看护，并在患者上衣口袋里放置写有患者姓名、家庭住址及家人联系方式的卡片，防止走失。

（5）用药照护　告知患者本病需长期服药，从小剂量开始，逐步缓慢加量至有效维持。空腹服药（餐前0.5～1小时），忌与牛奶等蛋白质含量高的食物同服，以免影响吸收效果。注意观察药物不良反应，如"开-关"现象、剂末现象。长期应用多巴胺后出现药效波动现象，症状在突然缓解（开期）与加重（关期）之间波动，一天中可反复迅速交替出现多次，变化速度可以非常快，并且是不可预测的，就像电源开关一样，称为"开-关"现象，多见于病情严重者，适当增加多巴胺受体药可以预防和减少发生。剂末现象指药效维持时间越来越短，每次用药后期出现症状恶化，可预知，适当增加服药次数或服药剂量可以预防。如有胃肠不适、严重精神症状时遵医嘱停药或减药，防止意外发生。

（6）睡眠照护　为患者创造良好的睡眠环境。保持房间内安静，温度、光线适宜；床垫以患者感觉舒适为宜；床的高度以患者上、下床方便为宜；室内有卫生间或备好尿壶、便盆，利于患者如厕；在患者睡眠过程中，尽量避免打扰。尽量让患者养成良好的睡眠习惯和方式，活动休息有规律。

（7）心理调适指导　提供帕金森病的相关知识，使患者认识帕金森病虽然不可治愈，但并不是不可控制，建立应对帕金森病的信心。给患者提供充分的理解与支持，教给患者一些心理调适的技巧。

四、任务实施

根据任务情境，为陈爷爷提供疾病自我管理的指导和照护。通过实践演练，使同学们进一步掌握老年帕金森病的相关知识，锻炼与照护对象沟通的能力，增强评估能力，并结合照护对象实际情况提供全面恰当的照顾措施。

[第一步]工作准备

（1）环境准备　模拟家庭场景。

（2）物品准备　准备好所需物品，能满足完成照护任务，且物品性能完好、放置合理。包括护理箱、洗手液、照护记录单、辅助餐具、智能防抖餐具、穿衣辅助器、30mL针管、一次性纸杯、助行器、握力球等。

（3）人员准备　将同学分成若干小组，每组4～6人，进行角色扮演，共同完成活动操作。

[第二步]沟通解释评估

（1）问好，自我介绍，友好微笑，用对方喜欢的称呼方式开展沟通，注意保持目光接触和平视交流，举止得体，用语礼貌，自然开启话题，构建良好的合作关系。

（2）采用有效方法核对陈爷爷基本信息。

（3）结合案例对陈爷爷进行综合评估，包括一般情况（如精神状态、饮食、大小便、睡眠等）、心理状态、疾病相关的症状（肌力、肌张力、吞咽功能、行走能力）、针对本情境可能存在的特殊情况、对疾病的了解和当前的需求（如什么是帕金森病及其病因、用药情况等）。

（4）为陈爷爷介绍此次照护任务及目的、操作时间、关键步骤，介绍需要陈爷爷注意和（或）配合的内容，获得理解并愿意配合。

[第三步]实际照护过程

（1）指导并教会陈爷爷吞咽功能训练，以改善呛咳和吞咽困难

① 口腔操：指导并分别演示闭唇、撅唇和嘴角上抬，舌向前、后、左、右、上、下主动运动，舌在口内将两侧面颊顶起，也可在面颊外稍加阻力。每次做10下，每天做3次。

② 舌肌和咀嚼肌训练法：指导陈爷爷尽最大的努力将舌头向前伸出，然后左右运动摆向口角，再用舌尖舔下唇后转舔上唇。然后上下牙齿互叩并做咀嚼

动作10次，每次5～10分钟，每天3次，于三餐前进行。

③下颌和喉部训练法：指导陈爷爷微笑或皱眉，闭嘴，鼓腮，最后轻轻吐气，如此反复进行10下，每天3次。

（2）指导并教会陈爷爷使用辅助餐具，以改善进食困难

①根据陈爷爷实际进食困难，有选择地推荐使用辅助餐具。

②介绍使用辅助餐具的意义：智能防抖餐具能够智能识别并主动抵消手部抖动，且头部可灵活转动，适应手部的灵活度，为手抖患者提供更轻松稳定的就餐条件；加重厚柄餐具可以用手握住柄身，勒紧腕带，将叉子固定在手中，解决手不能抓握的问题；助食碗的边缘有护挡设计，可以避免溢出食物以及便于用勺子盛住食物，碗底的硅胶能固定在桌面上不易滑动，防止由于手不稳无法端碗。

③按照说明书讲解辅助餐具的用法。

④正确示范使用方法。

⑤指导并鼓励陈爷爷尝试使用智能餐具，确保其掌握。

⑥指导陈爷爷辅助餐具的存放清洁方法。

⑦评价陈爷爷的接受程度和满意程度，及时纠正偏差，对其不确定的内容进行强调。

（3）指导并教会陈爷爷使用助行器，以改善行走困难

①检查活动环境的安全性，确保环境宽敞、明亮，地面平整、无障碍物。

②检查助行器扶手完好、牢固，四个脚轮高度一致。

③指导陈爷爷自然站立，确保安全后，调节助行器高度，股骨大转子到地面的高度为助行器扶手的高度，协助陈爷爷坐下。

④将助行器置于陈爷爷身体正前方，指导陈爷爷双足着地，目视前方，重心稍稍前倾，握住助行器的扶手缓缓站起，保护其腰部。

⑤指导陈爷爷双上肢肘关节弯曲约150°，慢慢将重心移至助行器上。

⑥指导陈爷爷将助行器置于身前约一步远的距离，先迈出肌力较弱的一侧肢体，再移动另一侧肢体跟进。

⑦重复行走动作，起步时足尖抬高，着地时先足跟再足尖，稳步向前。

⑧正确指导患者应对突发的"冻住状态"。如果陈爷爷在行走时突然停下脚步，可以把自己的脚当作障碍物放在患者的脚前，使患者有越过障碍物的

思想准备，向前迈步，能够顺利行走。为了使行走速度变慢，可以一边数数"一、二、一"，一边迈步；或者给患者一定节奏协助其调整步伐。

⑨ 指导陈爷爷需要注意的要点，如使用助行器时选择合适的防滑鞋，目视前方，步行速度不宜过快，步幅要小等。

⑩ 评价陈爷爷的接受程度和满意程度，及时纠正偏差，对其不确定的内容进行强调。

（4）健康指导

① 指导陈爷爷增加对疾病的认识，了解帕金森病的病因、临床表现、用药等。做好心理调适，提高对治疗的依从性，以乐观积极的态度配合治疗。

② 了解陈爷爷的饮食喜好和习惯，提供恰当的饮食指导。解释帕金森病患者保持高碳水化合物、适量蛋白质饮食的好处。鼓励多吃谷类和蔬菜瓜果，供给充足的水分，避免刺激性食物，合理补充钙质。

③ 根据陈爷爷情况指导选择慢走运动，餐后1小时进行，每周4～5次，每次20分钟以上，以不感到疲劳为宜。

④ 指导陈爷爷尽量养成良好的睡眠习惯和方式，保持房间内安静，温度、光线适宜，规律作息。

⑤ 指导陈爷爷每日按时服用药物，不可随意停药，并且定期前往医院复诊以调整用药。同时要关注药物的不良反应，长期服用抗胆碱能药可能会导致认知功能下降，应该定期复查认知功能。

⑥ 指导陈爷爷了解疾病晚期可并发肺部感染、压疮、泌尿系感染、口腔炎和肢体废用性萎缩等症状及其危险性，生活中尽量规避风险因素。一旦出现病情加重，及时就诊。

⑦ 评价陈爷爷的接受程度和满意程度，及时纠正偏差，对其不确定的内容进行强调。

评价标准如下。

评价指标	评价要素	分值	得分
工作准备（10分）	物品准备齐全，操作过程不缺用物，能满足完成整个操作，性能完好，摆放合理	3	
	环境准备情况，包括温湿度适宜，光线明亮，空气清新	3	
	照护对象准备：照护对象状态良好，可以配合操作 个人准备：着装、装饰等是否符合规范，操作过程中是否按要求洗手	4	

模块三 老年疾病的健康照护 **173**

续表

评价指标	评价要素	分值	得分
沟通解释评估 （20分）	问好、自我介绍、友好微笑、称呼恰当、举止得体、用语礼貌，选择合适话题，自然开启话题等	5	
	采用有效方法核对照护对象基本信息	5	
	结合案例对照护对象进行综合评估 1. 一般情况（如精神状态、饮食、大小便、睡眠等） 2. 心理状态 3. 疾病相关的症状（肌力、肌张力、吞咽功能、行走能力） 4. 针对本情境可能存在的特殊情况 5. 对疾病的了解和当前的需求（如什么是帕金森病及其病因、用药情况等）	5	
	1. 为照护对象介绍照护任务、任务目的、操作时间、关键步骤 2. 介绍需要照护对象注意和配合的内容 3. 获得照护对象理解，并且愿意配合	5	
实际照护过程 （70分）	指导并教会照护对象吞咽功能训练，以改善呛咳和吞咽困难： 1. 指导方法正确 2. 照护对象掌握吞咽功能训练 3. 明确吞咽功能训练的次数和注意事项	15	
	指导并教会照护对象使用辅助餐具，以改善进食困难： 1. 正确选择适合照护对象的辅助餐具 2. 指导方法正确 3. 照护对象能正确使用辅助餐具	10	
	指导并教会陈爷爷使用助行器，以改善行走困难： 1. 指导方法正确 2. 照护对象能正确使用助行器 3. 能识别可能出现的风险并及时解决 4. 明确注意事项	15	
	在照护过程中结合老年人情况开展健康指导，如疾病管理和康复、健康生活方式等： 1. 教育方式恰当，如讲解与示范相结合 2. 语言简单易懂，尽量使用生活化语言 3. 表达准确、逻辑清晰、重点突出	6	
	心理照护：贯穿于照护过程始终，及时疏导照护对象不良情绪，鼓励照护对象积极配合治疗	4	
	坚持卫生的原则：严格按手部卫生的5个时机，必要时戴手套，正确使用防护材料，正确处理废弃物	4	
	发挥能动性：在照顾过程中能鼓励并尽量使照护对象亲力亲为，告知其如何发挥能动性	4	
	保护照护对象隐私：例如保护照护对象的个人信息，为其使用保护性材料（屏障）等	4	
	注意劳动保护：运用人体力学原理，注意节力和自身劳动保护	4	
	操作结束前询问照护对象有无其他需求、是否满意（反馈），整理各项物品，做好记录	4	

知识拓展

《中国帕金森病消化系统症状专家共识2022》对吞咽困难患者建议如下。

（1）对存在呛咳、进食障碍等吞咽困难症状的患者，首先对其进行症状评估和风险评估。可根据临床需要选择SDQ、SWAL-QOL和EAT-10问卷以及饮水试验、V-VST试验等评估吞咽困难程度及误吸风险（B级推荐）。

（2）明确吞咽困难是否与症状波动相关。对于存在症状波动相关的帕金森病患者，要依据《中国帕金森病治疗指南（第四版）》调整多巴胺能药物（A级推荐）。

（3）非药物治疗 对于轻中度吞咽困难患者，可以选择行为及饮食习惯改变、呼气肌训练（B级推荐）等；对吞咽困难严重患者应及时放置鼻胃管或行胃造瘘术（C级推荐）。

（4）药物治疗 对食管远端环咽肌失弛缓者注射BoNT（C级推荐）

思考与练习

一、单选题

1.下列不属于帕金森病的典型症状是（　　　）。

A.肌强直　　　　　　B.运动迟缓　　　　　C.呼吸困难　　　　　D.静止性震颤

2.下列几项中适合帕金森病患者的饮食是（　　　）。

A.高热量　　　　　　B.高盐　　　　　　　C.高脂　　　　　　　D.高蛋白

二、问答题

1.试述帕金森病的症状。

2.试述帕金森病的居家安全指导。

三、案例分析

王大爷，68岁，于2019年确诊为帕金森病，服用药物治疗4年，肢体震颤多年，头晕目眩、反应迟钝、行动缓慢，自理能力严重下降。2周前因为意外摔倒导致脚踝扭伤住院，昨天已经痊愈出院。家人打电话给照护中心寻求帮助，想增强个人生活能力和疾病管理能力。你今天要上门指导王大爷，作为照护师，应如何为王大爷提供照护和指导？

模块三　老年疾病的健康照护　**175**

任务二　老年高血压病患者的健康照护

学习目标

1.能够说出高血压病的病因。

2.能够对高血压病患者进行全面、准确的照护评估，明确照护需求。

3.能够根据照护需求为高血压病患者提供全面、恰当的照护措施。

4.能养成"以人为本"的职业理念，照护过程中具有爱心、耐心、同理心。

任务引入

刘奶奶，66岁，家住某小区×幢××室，退休前是中学教师，无烟酒嗜好。10年前因头痛、头晕到医院就诊，诊断为高血压病，一直服用抗高血压药物控制。1周前自觉剧烈头痛2小时，测血压168/97mmHg，急诊入院，入院后遵医嘱卧床休息，给予对症治疗后，病情基本稳定，自出院后常常入睡困难，爱发脾气，并常忘记吃药。平时喜欢吃甜食、油炸食品，无定期监测血压习惯，不喜欢运动。你作为健康照护师，今天来刘奶奶家中，协助其服药并监测血压，提供健康指导。

高血压病是指以体循环动脉血压持续升高为主要特征，伴或不伴有多种心血管病危险因素的综合征，按发病原因可分原发性高血压和继发性高血压两大类。前者病因不明确，与遗传和环境因素有关，较为常见，占90%以上，又称高血压病；后者是由于某些确定的疾病或病因导致的血压升高，又称继发性高血压，占5%～10%。高血压病是最常见的慢性疾病之一，也是心脑血管病最重要的危险因素，可引起脑卒中、心力衰竭、慢性肾脏疾病等严重的并发症，给人类健康和生存质量带来严重危害。我国人群中高血压病患病率呈逐年增长态势，而知晓率、治疗率、控制率相对较低，因此高血压病的防治任务十分艰巨。

一、病因

原发性高血压的发病原因不完全清楚，目前主要认为与遗传因素和环境因素有关，高血压病是一种多因素、多环节、多阶段的疾病，并且个体差异较大。

1.遗传因素

原发性高血压具有明显的家族聚集性。近年来对高血压的研究发现，家庭中如果父母均有高血压，其子女中高血压的发病率也高。研究发现高血压病不仅发生率体现遗传性，在血压水平、并发症及其他相关因素也有遗传性，如肥胖。

2.环境因素

与高血压病有关的环境因素主要包括饮食、精神压力、吸烟等。

（1）饮食　研究资料表明，高盐摄入与高血压的发生及血压水平呈正相关，但改变钠盐摄入量不会使所有人的血压水平变化，因此高盐摄入使对盐敏感的人群血压升高；有人认为低钾、高蛋白质、高饱和脂肪酸饮食可能是升高血压的因素；叶酸缺乏，可升高血液中同型半胱氨酸，而同型半胱氨酸与高血压的发病呈正相关。

（2）长期精神压力大　脑力劳动者较体力劳动者高血压患病率高，从事高紧张度职业的人群，患高血压病较多；焦虑、紧张等可使血压升高。

（3）吸烟、饮酒　吸烟可使血液中肾上腺素增多，并能影响血管舒张反应而导致血压升高；饮酒特别是酗酒可使血压水平升高。

（4）其他因素　体重增加是血压升高的重要危险因素，熬夜、使用肾上腺糖皮质激素等药物、噪声及视觉刺激等可使血压升高。

二、照护评估

1.病史

详细了解患者的生活方式、饮食习惯等，以分析其可能的病因；了解患者的疾病症状，评估患病后的检查和治疗经过，目前用药情况和病情控制情况等；评估患者对疾病知识的了解程度，患病后有无焦虑、恐惧等心理变化，家庭成员中患高血压的情况及对本病的认识程度和态度等。

2.常见健康问题

（1）高血压病的症状　高血压病一般起病缓慢，部分患者早期无症状或症状不明显，在偶尔测血压或者查体时发现血压升高，少数患者可能出现心、脑、肾等并发症后才被发现。高血压病患者常有头晕、头痛、疲劳、心悸等，多在劳累、精神紧张、情绪波动后发生，休息后常常恢复正常。随着病程进展，血压明显持续升高，会逐渐出现各种症状，如注意力不集中、记忆力减退、肢体麻木、心悸等症状。

（2）高血压急症和亚急症　高血压急症指少数高血压病患者在某些诱因作用下，血压突然显著升高（一般超过180/120mmHg），同时伴有心、脑、肾等重要器官损害的表现，如头痛、恶心、呕吐、眩晕、心悸等症状。高血压急症包括高血压脑病、颅内出血、脑梗死、急性心力衰竭、急性冠状动脉综合征、主动脉夹层、子痫、急性肾小球肾炎等。极少数患者舒张压持续≥130mmHg，伴有头痛，视力模糊，眼底出血、渗出和视盘水肿；肾脏损害，持续出现蛋白尿、血尿及管型尿，称为恶性高血压，需要及时将血压控制在合理范围内，以免对脏器功能产生严重影响，甚至危及生命。

高血压亚急症指血压显著升高不伴靶器官损害。患者可以有血压明显升高的症状如头痛、胸闷、鼻出血和烦躁不安等。

高血压亚急症与高血压急症区别的唯一标准是有无新近发生的急性进行性严重靶器官损害。

（3）并发症　高血压严重时患者会出现神志不清、抽搐等，短期内可发生严重的心、脑、肾等器官的损害和病变，出现相应的并发症。主要有脑出血、脑血栓形成等脑血管病，心力衰竭和冠心病，慢性肾衰竭，主动脉夹层等。

3.监测标准

未使用抗高血压药物的情况下，成人非同日3次测量，收缩压≥140mmHg和（或）舒张压≥90mmHg；既往有高血压病史，目前正在使用抗高血压药物，虽然测得血压值＜130/80mmHg，仍诊断为高血压。

高血压的诊断可依据诊室血压测量（OBPM）、家庭血压监测（ABPM）或24h动态血压监测（HBPM），如有条件优先选择ABPM。

三、照护措施

1.疾病知识指导

向老年高血压病患者解释高血压病的病因、危险因素、常见症状及高血压的分级，解释监测及控制的重要性，让老年人了解自己的病情及改善不良生活方式的重要性，增加老年人的用药依从性，并能长期坚持。

2.生活方式指导

改变不良的生活方式可以预防或延缓高血压的发生，也可增强抗高血压药物的疗效，因此，所有高血压患者均应进行生活方式干预，包括饮食、运动、控制体重、戒烟限酒、减压等各个方面，生活方式指导应贯穿高血压治疗的全程。

（1）饮食指导　减少钠盐摄入，每天5g以下，适当增加钾的摄入，建议3.5～4.7g/d，多吃蔬菜、新鲜的水果，建议服用低脂、全谷物饮食。

（2）运动指导　根据年龄、个人兴趣爱好选择适宜的运动方式，合理安排运动量。每周可以进行5～7天、每天1～2次、每次30～50分钟中等强度的有氧运动，如步行、慢跑、游泳、跳舞、太极等。

（3）控制体重　限制每日热量的摄入、选择适当的运动方式，控制体重指数和腰围在正常范围内，以达到理想体重，避免超重和肥胖。

（4）戒烟限酒　吸烟是心血管事件主要的危险因素，高血压患者不宜吸烟，根据老年人吸烟的具体情况指导老年人彻底戒烟；指导高血压患者限酒，最好戒酒，避免酗酒。

（5）减压指导　保持心理平衡，避免劳累、情绪激动、精神紧张等。

3.用药指导

为了使血压达到理想目标，减少并发症的发生，指导老年高血压患者长期服用抗高血压药物，不能擅自停药；需要遵医嘱按时、按量服用药物，不能随意改变剂量，经过治疗血压达到理想目标后遵医嘱减量。告知老年人使用的药物名称、用量、用法、特点、常见不良反应及使用注意事项等。

4.血压监测指导

对高血压的管理，家庭血压监测的方法最方便，每天早、晚各测量1次血压，每次测2遍，取平均值，做好记录；测量血压前30分钟避免剧烈运动、饮酒、饮用含咖啡因的饮料以及吸烟，每次测量之前，安静休息3～5分钟；早上在服药前、早餐前、排空膀胱后测量血压，晚上在晚餐前或睡前1小时测量；血压控制良好者，建议每周监测2天。

5.定期随访指导

刚开始服用药物或经过治疗血压没有达到理想目标者，建议每2～4周随访1次；经过治疗血压达到理想目标者，可以每3个月随访1次；当出现头晕、乏力、心悸等症状或血压异常波动时，随时就诊。

模块三 老年疾病的健康照护 **179**

四、任务实施

根据任务情境，为刘奶奶提供疾病自我管理的指导和照护。通过实践演练，使同学们能够学会指导老年人口服用药的相关知识，指导老年人能够自己监测血压，锻炼与老年人沟通的能力，增强评估能力，并结合老年人的实际情况协助老年人用药。具体的操作步骤如下。

[第一步]工作准备

（1）环境准备　模拟家庭场景，环境整洁、安静，光线明亮、温湿度适宜。

（2）用物准备　准备好所需物品，能满足照护任务，物品性能完好，放置合理。包括药杯（内盛药物）、水杯（内盛温开水）、纱布或纸巾、医嘱单、小药卡、服药本，根据需要准备药盘、饮水管、量杯、药匙、血压计、听诊器、记录单等。

（3）人员准备　将同学分成若干小组，每组4～6人，进行角色扮演，共同完成活动操作，照护者着装整洁、修剪指甲、七步洗手法洗手、戴口罩；扮演的老年人取舒适体位，必要时洗手。

[第二步]沟通解释评估

（1）问好，自我介绍，友好微笑，用对方喜欢的称呼方式开展沟通，注意保持目光接触和平视交流，举止得体，用语礼貌，自然开启话题，构建良好的合作关系。

（2）采取有效方式核对、确定刘奶奶的身份信息。

（3）向刘奶奶介绍照护任务及目的、关键步骤，介绍需要刘奶奶注意和（或）配合的内容，获得理解并愿意配合。

（4）评估老年人的情况　询问老年人有无口腔或食管疾病以及有无恶心、呕吐；询问有无过敏的药物或食物；询问能否自己用药、能否进行自主吞咽、能否配合；是否有影响血压稳定的因素，对高血压的了解及特殊需求等。

[第三步]实际照护过程

（1）指导、协助老年人口服用药

① 洗手：七步洗手法洗手，根据需求戴口罩。

② 核对：核对医嘱单与药物，并检查药物。

③ 备药：核对药物后，放好药杯，取药，放于药杯内。

④ 给药：携用物至老年人旁边。

再次核对：再次核对药物，无误后发药。

协助老年人取舒适体位：为了方便老年人服药，先帮其取坐立位或半卧位，如果需要摇高床头，拉起床挡、摇床，在摇高床头过程中询问老年人是否有不适，如有要及时停止摇床；如果半卧位，可以铺治疗巾。洗双手。

协助服用：取水、试水温，先将温水递给老年人，让其喝小口水润湿口腔，取药，将药杯递给老年人，递给温水送服，并告知药物的作用，询问老年人是否将药咽下，放下水杯后协助老年人擦净口周水痕。

⑤ 用药后再次核对：老年人用药后，再次核对老年人及药物。

⑥ 整理：协助老年人取舒适体位，整理老年人及床单位，洗手。

⑦ 记录：记录的内容包括药物的名称、剂量，口服给药的日期和时间，在服药过程中照护对象是否出现了异常反应，照护师签名。

⑧ 告知药物不良反应及注意事项：告知老年人服用药物的常见不良反应，嘱其如果用药后出现不适，立即停药并告知医生。

（2）指导并教会刘奶奶进行家庭血压监测

① 七步洗手法洗手。

② 协助刘奶奶取舒适体位（坐位或卧位），询问刘奶奶想在哪个手臂测血压，让刘奶奶安静休息。

③ 准备血压计（以上臂式电子血压计为例），检查血压计的功能、袖带排气。

④ 正确绑袖带，袖带下缘距离肘横纹 2 ～ 3cm，松紧以容纳 1 指为宜。注意上臂、血压计袖带中心、心脏在同一水平。

⑤ 按电源键、启动血压计运行。

⑥ 测量结果读数正确（包括收缩压、舒张压），向刘奶奶解释血压值。

⑦ 帮助老年人整理及整理血压计。

⑧ 洗手、记录。

（3）健康指导

① 指导刘奶奶及家属增加对高血压的认识，了解高血压的病因、症状、目前用药，解释控制血压稳定的重要性等。做好心理指导，提高对治疗的依从性，以乐观积极的态度配合治疗。

② 了解刘奶奶的饮食喜好和习惯，为刘奶奶提供恰当的饮食指导。

③ 根据刘奶奶的情况指导适当运动，可以选择散步、太极拳等有氧运动，餐后 1 小时进行，每周 4 ～ 5 次，每次 20 分钟以上，以不感到疲劳为宜。

④ 指导刘奶奶遵医嘱按时按量用药，不随意减量或加量，不随意停药。

⑤ 指导刘奶奶正确监测血压并做好记录。

模块三　老年疾病的健康照护　**181**

⑥ 指导刘奶奶定期复查，如果出现血压异常波动或紧急情况时立即就医。

⑦ 询问刘奶奶的接受程度和满意程度，对其不确定的内容进行强调。

评价标准如下。

评价指标	评价要素	分值	得分
工作准备（10分）	物品准备齐全，操作过程不缺用物、能满足完成整个操作，性能完好，摆放合理	3	
	环境准备情况，包括温湿度适宜，光线明亮，空气清新	3	
	照护对象准备：照护对象状态良好，可以配合操作 个人准备：着装、装饰等是否符合规范，操作过程中是否按要求洗手	4	
沟通解释评估（20分）	问好、自我介绍、友好微笑、称呼恰当、举止得体、用语礼貌，选择合适话题，自然开启话题等	5	
	采用有效方法核对照护对象基本信息	5	
	结合案例对照护对象进行综合评估 1. 一般情况（如精神状态、饮食、大小便、睡眠等） 2. 心理状态 3. 疾病相关的症状 4. 针对本情境可能存在的特殊情况 5. 对疾病的了解和当前的需求（如高血压的病因、用药情况等）	5	
	1. 为照护对象介绍照护任务、任务目的、操作时间、关键步骤 2. 介绍需要照护对象注意和配合的内容 3. 获得照护对象理解，并且愿意配合	5	
实际照护过程（70分）	指导、协助照护对象口服用药： 1. 指导方法正确 2. 照护对象能自己核对并准备药物 3. 能正确服用药物并观察药物不良反应	20	
	指导并教会照护对象监测血压： 1. 指导方法正确 2. 照护对象能正确测血压	20	
	在照护过程中结合老年人情况开展健康指导，如疾病预防和康复、健康生活方式等： 1. 教育方式恰当，如讲解与示范相结合 2. 语言简单易懂，尽量使用生活化语言 3. 表达准确、逻辑清晰、重点突出	6	
	心理照护：贯穿于照护过程始终，及时疏导照护对象不良情绪，鼓励照护对象积极配合治疗	4	
	坚持卫生的原则：严格按手部卫生的5个时机，必要时戴手套，正确使用防护材料，正确处理废弃物	4	
	发挥能动性：在照顾过程中能鼓励并尽量使照护对象亲力亲为，告知其如何发挥能动性	4	
	保护照护对象隐私：例如保护照护对象的个人信息，为其使用保护性材料（屏障）等	4	
	注意劳动保护：运用人体力学原理，注意节力和自身劳动保护	4	
	操作结束前询问照护对象有无其他需求、是否满意（反馈），整理各项物品，做好记录	4	

知识拓展

（1）2022年《中国高血压临床实践指南》（简称《指南》）将我国成人高血压患者血压水平分为1级和2级。

1级（SBP 130 ～ 139mmHg和（或）DBP 80 ～ 89mmHg）。

2级（SBP ≥ 140mmHg和（或）DBP ≥ 90mmHg）。

（2）《指南》将高血压患者心血管危险分层划分为高危和非高危。

① 高危患者：SBP ≥ 140mmHg和（或）DBP ≥ 90mmHg者；SBP 130 ～ 139mmHg和（或）DBP 80 ～ 89mmHg伴临床合并症、靶器官损害或≥ 3个心血管危险因素者。

② 非高危患者：SBP 130 ～ 139mmHg和（或）DBP 80 ～ 89mmHg且未达到上述高危标准者。

思考与练习

一、单选题

1.高血压亚急症与高血压急症区别的唯一标准是（　　）。

A.有无新近发生的急性进行性严重靶器官损害

B.收缩压是否≥ 180mmHg

C.舒张压是否≥ 120mmHg

D.是否出现蛋白尿、管型尿等肾脏损害症状

2.未使用抗高血压药物，连续3日测得血压为（　　），诊断为高血压。

A.收缩压≥ 140mmHg和（或）舒张压≥ 90mmHg

B.收缩压≥ 130mmHg和（或）舒张压≥ 90mmHg

C.收缩压≥ 130mmHg和（或）舒张压≥ 80mmHg

D.收缩压≥ 140mmHg和（或）舒张压≥ 80mmHg

二、问答题

1.高血压的病因有哪些？

2.试述高血压病患者的照护指导。

三、案例分析

刘大爷，65岁，吸烟，每日吸烟10只，嗜酒，每日白酒4两。2天前出现头痛、头晕、乏力，医院诊断为高血压病，给予口服抗高血压药物治疗。今天

打电话到日间照护中心寻求帮助,照护中心派你到刘大爷家为刘大爷做健康指导。你作为日间照护中心的照护师,应如何为刘大爷提供照护和指导?

任务三　老年性耳聋患者的健康照护

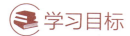

1. 能够说出老年性耳聋的病因。
2. 能够对老年性耳聋患者进行全面、准确的照护评估,明确照护需求。
3. 能够根据照护需求为老年性耳聋患者提供全面、恰当的照护措施。
4. 能养成"以人为本"的职业理念,照护过程中具有爱心、耐心、同理心。

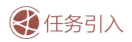

　　李爷爷,男,70岁。家人反映老人近期说话习惯明显变化,倾向于大声说话,经常要求家人重复讲过的话,家人在左侧耳朵讲话才能听到。家人认为老人是年老引起的听力下降,于是,给老人购买了一个助听器,但最近李爷爷的助听器失灵了。作为健康照护师,该如何指导李爷爷正确使用助听器?

　　人体随着年龄增长会出现一系列器官衰老的现象,临床上将老年开始出现的、双耳对称的、渐进性的神经性耳聋称为老年性耳聋。老年性耳聋是因为听觉系统衰老而引发的听觉功能障碍。根据听力学的研究,男性约从45岁以后开始出现听力衰退,女性稍晚。随着人类寿命的延长,老龄人口的增多,老年人耳聋的发病率也有所增加,严重影响老年人的生活质量,导致交流障碍,引发意外事件发生,对老年人的身心健康造成了威胁。近些年来随着社会逐渐老龄化,老年听力损失已成为备受关注的公共卫生问题。

一、病因

　　导致老年性耳聋的因素有很多,大致可分以下几种。
　(1)遗传因素　许多老年性耳聋患者可以查出耳聋家族史。

（2）环境因素　噪声除对听觉器官的损伤外，还可引起心血管、消化、内分泌、代谢、神经等多系统的功能损害。

（3）创伤因素　因颅骨外伤、耳外伤、气压伤等可伤及内耳而导致严重的听力下降或听力丧失。

（4）疾病因素　患有高血压、动脉硬化、糖尿病与供血障碍、血液黏稠度增高、血脂增高等疾病会导致听力下降。

（5）药物因素　耳毒性药物的使用如氨基糖苷类抗生素、水杨酸类镇痛药、抗疟药等，这些药物及化学制品，如铅、苯、一氧化碳，无论全身或局部应用和接触，均可经血循环、脑脊液循环等途径进入内耳，损害听觉和平衡系统。

（6）诱发因素　如脑膜炎、细菌感染等，均会诱发老年性耳聋。

（7）其他　熬夜、情绪波动、吸烟酗酒、高脂饮食等不良生活习惯均可诱发老年性耳聋。

二、照护评估

1.病史

（1）详细评估患者患病的有关因素　了解患者的年龄、性别，是否有家族史；是否有心脑血管等关系密切的疾病；是否出现耳道感染；饮食习惯；用药情况（链霉素、庆大霉素、阿司匹林等对听神经有毒性作用）；不良嗜好（吸烟、酗酒）；是否接触噪声。

（2）听力评估　询问老年人两侧耳朵听觉是否一致；评估患病后的检查和治疗经过，是否佩戴助听器或安装人工耳蜗。

（3）对疾病了解程度及心理　评估患者对疾病知识的了解程度，患病后有无焦虑、恐惧等心理变化，及对本病的认识程度和态度等。

2.常见健康问题

（1）听力下降　进行性听力下降，多以高频为主，老人首先对门铃声、电话铃声、鸟叫声等高频声响不敏感，逐渐对所有声音敏感性都降低。

（2）言语识别能力下降　主要表现为老年人能听见声音，但听不清声音的内容，或者患者听不清音量小的声音，且认为音量大的声音比较吵。

（3）耳鸣　部分患者可能出现以高频蝉鸣音为主的耳鸣症状，还有部分患者可能出现间歇性或持续性的搏动性耳鸣。在安静的环境下，耳朵里或脑子里有嗡嗡、嘶嘶等异常的声音，并可持续一段时间。一般白天时尚可，夜间加重，有可能会一直持续出现。

模块三　老年疾病的健康照护　　185

（4）重振现象　部分可出现重振现象，即小声讲话时听不清，大声讲话时又嫌吵，对声源的判断能力下降，有时会用视觉进行补偿，如在与他人讲话时会特别注视对方的面部及嘴唇。

（5）心理障碍　如孤独、焦虑、抑郁等。

（6）其他症状　部分老年人会出现眩晕、瞌睡等症状。

三、照护措施

（1）饮食照护　合理饮食，饮食对于听力是有一定的影响的，所以对于老年性耳聋患者来说，平时要掌握合理、科学的饮食，平时应多吃富含钙、磷的食品，如豆制品、蛋类及蔬菜、水果等，同时应避免过食高脂肪、高胆固醇的食品。

（2）避免噪声　持续噪声刺激以及强声刺激会直接损伤内耳器官。使用耳机时不宜时间过长，配戴助听器时音量应调控适当。

（3）用药照护　合理用药，尽量避免应用耳毒性药物，如庆大霉素、链霉素等。老年人解毒、排泄功能下降，应用这些药品易引起听力下降。

（4）加强潜在风险防控　加强对老年人因为听力下降导致的潜在风险的防控，比如过马路要注意，在家里要安装烟感器，防止因为听不到煤气泄漏的报警声产生重大事故。

（5）佩戴合适的助听器　根据老年人的要求和经济情况，经专业人员测试后选择佩戴合适的助听器。指导老年人及其家属正确使用助听器。

（6）加强对老年耳聋患者家庭成员的健康宣教　懂得理解和学会与听力障碍老年人正确的交流方法，比如提高声调、放慢语速、唇语、书写等方法。

（7）加强对原发疾病的治疗　对原发疾病积极治疗，同时按照听力损失程度选择适宜的干预方法。早期以药物和聆听训练为主，效果不佳时酌情验配助听器或植入人工耳蜗。应教会患者正确佩戴助听器，并告知注意事项。

（8）心理照护　保持身心愉快，帮助老年人认识到衰老是正常的生理现象。指导老年人与最亲密的朋友多交谈，让老年人的情绪得到宣泄。老年人应根据个人体力情况参加一些文娱体育活动，尽量使自己保持轻松愉快的心境。

四、任务实施

根据任务情境，为李爷爷提供如何正确使用助听器的指导。通过实践演练，使同学们可以进一步掌握老年性耳聋的相关知识，锻炼与照护对象沟通的能力，增强评估能力，并结合照护对象实际情况提供全面恰当的照顾措施。

[第一步]工作准备

（1）环境准备　模拟家庭照护中心。

（2）物品准备　准备好所需物品，能满足完成照护任务，且物品性能完好、放置合理。包括出诊箱、棉棒、上门访视单、护士表、笔、手电筒等。

（3）人员准备　将同学分成若干小组，每组4～6人，进行角色扮演，共同完成活动操作。

[第二步]沟通解释评估

（1）问好，自我介绍，友好微笑，识别照护对象的听力问题，在李爷爷左边耳朵讲话，确保李爷爷听到的情况下，用对方喜欢的称呼方式开展沟通，注意保持目光接触和平视交流，举止得体，用语礼貌，自然开启话题，构建良好的合作关系。

（2）采用有效方法核对李爷爷基本信息。

（3）结合案例对李爷爷进行综合评估，包括一般情况（如精神状态、饮食、大小便、睡眠等）、心理状态、疾病相关的症状、针对本情境可能存在的特殊情况（听力问题）、对疾病的了解和当前的需求。

（4）为李爷爷介绍照护任务及目的、操作时间、关键步骤，介绍需要李爷爷注意和（或）配合的内容，获得理解并愿意配合。

[第三步]实际照护过程

（1）识别李爷爷的听力问题，并教会李爷爷如何正确使用助听器。

① 七步洗手法洗手。

② 查看助听器是否存在问题（电池是否需更换或者开关是否打开等），检查李爷爷耳道情况，用干棉球清洁外耳道，排除助听器失灵的可能原因。

③ 正确协助李爷爷佩戴助听器，打开开关，协助李爷爷佩戴，调节音量（由小到大），直至患者能听到并且感到舒适为止。

④ 告知李爷爷及家属助听器的使用方法，可以结合说明书为李爷爷及家属讲解助听器的各个部分的组成及功能，讲解正确的佩戴方法。

⑤ 告知李爷爷在使用助听器时的注意事项：注意防潮、防震、防高温，应将助听器放在阴凉、干燥的地方；及时检查助听器的电池，如果没电及时更换，当电量不足的时候，助听器的功能就会受到很严重的影响，所以建议李爷爷在生活当中严格把控更换电池的时间；注意防水，洗澡或者睡觉时摘下；在

佩戴助听器的时候一定要小心一些，避免助听器掉落震坏；定期对助听器进行专业清洗处理，建议每周清洁2次，切忌用水擦洗，以免水损坏助听器；佩戴助听器的时候尽量不要喷发胶，以免堵塞麦克风，而影响助听器的正常功能；还应该加强耳朵部位的保护，定期检查听力，适当进行耳道清洁；如果佩戴过程中出现耳道瘙痒、红、肿、疼痛等不适症状，要及时取下助听器并就医。

⑥ 告知李爷爷及家属助听器失灵时的应对措施：先摘下助听器，检查助听器故障。如果电量不足，则需要更换电池；如出现零部件损坏，或助听器进水，则需要送到专业维修部门进行维修；如果开关或者音量未打开或电池门未完全合上，或切换到了不合适的程序，则需要取下进行重新调试；如是耳道阻塞或者疾病问题，需要医院就医处理。

（2）健康指导

① 指导李爷爷及家属增加对疾病的认识，了解老年性耳聋的病因、临床表现、用药等。做好心理调适，提高对治疗的依从性，以乐观积极的态度配合治疗。

② 了解李爷爷的饮食喜好和习惯，为李爷爷提供恰当的饮食指导。建议其平时要多吃一些有益于听力改善富含维生素D、铁、锌等营养的食物，如黑木耳、菠菜、萝卜、大豆、银耳、蛋类等，多吃鱼类食物。

③ 告知李爷爷要慎用耳毒药物。有的药物对于听力是有一定的损伤的，要注意避免使用这类药物，如庆大霉素、卡那霉素、新霉素等。一些水杨酸类制剂也要慎用，如阿司匹林，长期用是可能造成药物中毒性耳聋的。

④ 建议李爷爷可经常按摩耳朵，这样可起到疏通经络、运行气血、调理脏腑功能的作用，可以预防和缓解耳聋症状，注意按摩动作不宜过于激烈，要轻柔，可早、晚各按摩一次，长期坚持对于听力是有一定的改善作用的。

⑤ 告知李爷爷要保持身心愉快。建议李爷爷可以根据个人体力情况参加一些文娱体育活动或进行一些有氧运动，让自己保持轻松愉快的心态。

⑥ 告知李爷爷要注意避免噪声。远离噪声环境，配戴助听器时音量应调控适当。

⑦ 告知李爷爷不吸烟、少饮酒。吸烟使血液中尼古丁增加，造成小血管痉挛、血液黏度增加，使内耳供血不足，导致听力损害。长期过量饮酒会影响B族维生素吸收，将直接有损于听神经。

⑧ 指导李爷爷可适当进行体育锻炼。不仅可以加强身体健康，预防疾病，还可以促进新陈代谢，促进全身血液循环，改善内耳血液循环。

⑨ 评价李爷爷的接受程度和满意程度，及时纠正偏差，对其不确定的内容进行强调。

评价标准如下。

评价指标	评价要素	分值	得分
工作准备 （10分）	物品准备齐全，操作过程不缺用物，能满足完成整个操作，性能完好，摆放合理	3	
	环境准备情况，包括温湿度适宜，光线明亮，空气清新	3	
	照护对象准备：照护对象状态良好，可以配合操作 个人准备：着装、装饰等是否符合规范，操作过程中是否按要求洗手	4	
沟通解释评估 （20分）	问好、自我介绍、友好微笑、称呼恰当、举止得体、用语礼貌，选择合适话题，自然开启话题等	5	
	采用有效方法核对照护对象基本信息	5	
	结合案例对照护对象进行综合评估 1. 一般情况（如精神状态、饮食、大小便、睡眠等） 2. 心理状态 3. 疾病相关的症状 4. 针对本情境可能存在的特殊情况 5. 对疾病的了解和当前的需求（如什么是老年性耳聋及其病因、用药情况等）	5	
	1. 为照护对象介绍照护任务、任务目的、操作时间、关键步骤 2. 介绍需要照护对象注意和配合的内容 3. 获得照护对象理解，并且愿意配合	5	
实际照护过程 （70分）	指导并教会照护对象及家属佩戴助听器的方法： 1. 指导方法正确 2. 照护对象能自己佩戴助听器 3. 告知照护对象佩戴助听器的注意事项 4. 告知照护对象助听器失灵时的应对措施	40	
	在照护过程中结合老年人情况开展健康指导，如疾病预防和康复、健康生活方式等： 1. 教育方式恰当，如讲解与示范相结合 2. 语言简单易懂，尽量使用生活化语言 3. 表达准确、逻辑清晰、重点突出	6	
	心理照护：贯穿于照护过程始终，及时疏导照护对象不良情绪，鼓励照护对象积极配合治疗	4	
	坚持卫生的原则：严格按手部卫生的5个时机，必要时戴手套，正确使用防护材料，正确处理废弃物	4	
	发挥能动性：在照顾过程中能鼓励并尽量使照护对象亲力亲为，告知其如何发挥能动性	4	
	保护照护对象隐私：例如保护照护对象的个人信息，为其使用保护性材料（屏障）等	4	
	注意劳动保护：运用人体力学原理，注意节力和自身劳动保护	4	
	操作结束前询问照护对象有无其他需求、是否满意（反馈），整理各项物品，做好记录	4	

知识拓展

《助听器配验技术指南》中指出：验配好助听器后，应向患者和（或）监护人传授基本的听觉康复训练知识，并交代助听器的使用及维护事项，包括如何将助听器及其耳模佩戴到合适的位置、如何更换电池、如何开关助听器并控制音量、如何保养耳样及助听器等问题，特别是有关助听器防潮防水、防撞击等注意事项。应根据听障患者的实际情况和助听器补偿效果，协助制定阶段性的康复计划，指导进行家庭康复训练或推荐到有资质的康复部门进行听觉言语康复。初次配戴者每天使用助听器的时间应逐步延长，从2～3小时过渡到整个起居时间，聆听环境逐由安静场所扩大到嘈杂场所。适应期内可安排患者回访，其增益的设置可由小到大，逐渐接近处方要求。

思考与练习

一、单选题

1.老年性耳聋主要的发病原因不包括（　　　）。

A.遗传　　　　　　B.老年性疾病　　　　C.噪声　　　　　　D.视神经损害

2.老年性耳聋的表现症状不包括（　　　）。

A.听力下降

B.患者听不清音量大的声音，且认为音量大的声音比较吵

C.耳鸣

D.心理障碍

二、问答题

1.试述老年性耳聋的健康问题。

2.试述助听器使用的注意事项。

三、案例分析

王奶奶，女，72岁。双耳听力下降3年，常年耳鸣，听不清说话内容，常需要别人重复或提高音量。经医院检查为老年性耳聋，配了助听器，日常交流得到明显改善。今天，她的助听器突然失灵了，给你打电话寻求帮助，你作为健康照护师，该如何为王奶奶提供照护和指导？

学习情境四　医院场景下患者的健康照护

医院照护是指为住院期间日常生活、自我照护、疾病治疗需要他人协助的老年人提供饮食照护、病情监测、生活照护、康复指导、休闲娱乐、精神慰藉等健康照护服务。本学习情境选择了老年急性心肌梗死患者健康照护、老年支气管哮喘患者健康照护、老年髋关节置换术术后患者健康照护三个学习任务，通过相关知识的学习，掌握医院照护的照护实践技能。

任务一　老年急性心肌梗死患者的健康照护

学习目标

1.能够说出急性心肌梗死的病因及诱发因素。

2.能够对急性心肌梗死患者进行全面、准确的照护评估，明确照护需求。

3.能够及时准确处理急性心肌梗死发作，根据照护需求为急性心肌梗死患者提供全面、恰当的照护措施。

4.能养成"以人为本"的职业理念，照护过程中具有爱心、耐心、同理心。

任务引入

　　吴奶奶，女，78岁，既往有冠心病史5年，高血压病病史7年。因血压控制不稳定于1周前入院治疗，今天早晨，你陪她在医院公园散步时，她突然感觉心前区剧烈疼痛，出冷汗，自行含服硝酸甘油后症状未缓解，你作

模块三 老年疾病的健康照护 191

为健康照护师，此时该采取哪些照护措施？后确诊为急性下壁心肌梗死，在院内进行了经皮冠状动脉介入治疗，术后各项体征稳定，血氧饱和度97%，未再发胸痛。今天是术后第2天，你该如何为吴奶奶提供术后活动训练及疾病自我管理的指导和照护？

急性心肌梗死是指冠状动脉持续性的、急性的缺氧以及缺血引发的心肌坏死。临床上多表现为剧烈而持久的胸骨后疼痛，休息及服用硝酸酯类药物不能完全缓解，伴有血清心肌酶活性增高及进行性心电图变化，可并发心律失常、休克或心力衰竭，多可危及生命。急性心肌梗死常常由于身体过度劳累或是暴饮暴食、激动等原因造成。在我国，随着生活方式的改变以及人口老龄化的加剧，其发病率和死亡率呈逐年增长趋势，尤其是中老年人群心血管疾病发病率不断上升，死亡率也在逐年上升，给个人、家庭及社会带来沉重的负担，严重威胁老年人的身体健康。

一、病因

急性心肌梗死常发生在冠状动脉粥样硬化狭窄基础上，因为某些诱因致使冠状动脉粥样斑块破裂，血液中的血小板在破裂的斑块表面聚集，形成血块（血栓），突然阻塞冠状动脉管腔，导致心肌缺血坏死；另外，心肌耗氧量剧烈增加或冠状动脉痉挛等也可诱发急性心肌梗死。常见的诱因如下。

1.暴饮暴食

过饱进餐，特别是进食多量高脂饮食后，会导致血脂增高，血液黏稠度增高，血小板聚集性增高。在冠状动脉狭窄的基础上形成血栓，引起急性心肌梗死。

2.过度劳累

从事过重的体力劳动，尤其是负重登楼，剧烈过度的体育活动，连续紧张劳累等，都可使心脏负担加重，心肌需氧量突然增加，加之冠心病患者的冠状动脉已发生硬化、狭窄，不能充分扩张而造成心肌缺血。也可诱发斑块破裂，导致急性心肌梗死。

3.情绪变化

由于紧张、激动、愤怒等激烈的情绪变化诱发急性心肌梗死。

4.寒冷刺激

突然的寒冷刺激可能诱发急性心肌梗死。因此，心脏病患者要十分注意防寒保暖，冬春寒冷季节是急性心肌梗死发病较高的原因之一。

5.便秘

老年人常见便秘。临床上，因便秘时用力屏气而导致心肌梗死的老年人并不少见。必须引起老年人足够的重视，要保持大便通畅。

6.吸烟、大量饮酒

吸烟和大量饮酒可导致冠状动脉痉挛及心肌耗氧量增加从而诱发急性心肌梗死。

二、照护评估

1.病史

（1）发病特点与病情情况　评估患者此次发病有无明显的诱因，胸痛发作的特征，尤其是起病的时间、疼痛剧烈程度、是否进行性加重，有无恶心、呕吐、乏力、头晕、呼吸困难等伴随症状，是否有心律失常、休克、心力衰竭的表现。

（2）患病及治疗经过　评估患者有无心绞痛发作史，患者患病的起始时间，患病后的诊治过程，是否遵从医嘱治疗，目前用药及有关的检查等。

（3）危险因素评估　包括患者的年龄、性别、职业；有无家族史；了解患者有无肥胖、高血压、血脂异常、糖尿病等危险因素；有无摄入高脂饮食、吸烟、饮酒等不良生活习惯，是否有充足的睡眠，有无锻炼身体的习惯；了解工作与生活压力情况及性格特征等。

（4）心理-社会状况　急性心肌梗死时胸痛程度非常剧烈，患者可有濒死感，或行紧急溶栓、介入治疗，由此产生恐惧心理。由于急性心肌梗死使患者活动耐力和自理能力下降，生活上需要照顾；患者对预后的担心、对工作与生活的顾虑等，较易产生焦虑。

2.身体评估

（1）一般状态　观察患者的精神意识状态，尤其注意有无面色苍白、表情痛苦、大汗或神志模糊、反应迟钝甚至晕厥等表现。

（2）生命体征　观察体温、脉搏、呼吸、血压有无异常。

3.常见健康问题

（1）疼痛　为最早出现的最突出的症状，多发生于清晨。疼痛的性质和部位与心绞痛相似，但程度要更剧烈，同时多伴有大汗、烦躁不安、恐惧及濒死感，可持续数小时或数天，休息和服用硝酸甘油效果不佳。部分患者可出现上腹部放射性疼痛而被误诊为急腹症，或因疼痛向下颌、颈部、背部放射而误诊

模块三 老年疾病的健康照护 193

为其他疾病。少数患者无疼痛，一开始即表现为休克或急性心力衰竭。

（2）全身症状 一般在疼痛发生后24～48小时出现，表现为发热、心动过速、白细胞增高和血沉增快等。

（3）胃肠道症状 疼痛剧烈时常伴恶心、呕吐、上腹胀痛。

（4）心律失常 见于75%～95%的患者，多发生在起病1～2天，24小时内最多见。以室性心律失常最多，尤其是室性期前收缩。心室颤动是急性心肌梗死早期，特别是患者入院前的主要死因。

（5）低血压和休克 常见疼痛发作期间血压下降，但未必是休克，如疼痛缓解而收缩压仍低于80mmHg，且患者表现为烦躁不安、面色苍白、皮肤湿冷、脉细而快、大汗淋漓、少尿、神志迟钝甚至晕厥者则为休克表现。一般多发生在起病后数小时至1周内，约20%的患者会出现主要为心源性休克，为心肌广泛坏死、心排血量急剧下降所致。

（6）心力衰竭 发生率为32%～48%，主要为急性左心衰竭，可在起病最初几天内发生或在疼痛、休克好转阶段出现，为急性心肌梗死后心脏舒缩力显著减弱或不协调所致。表现为呼吸困难、咳嗽、发绀、烦躁等症状，重者可发生肺水肿，随后可发生颈静脉怒张、水肿等右心衰表现。

（7）并发症 主要包括乳头肌功能失调或断裂、心脏破裂、栓塞、心室壁瘤、心肌梗死后综合征等。

4.监测标准

急性心肌梗死的诊断标准，至少具备下列3条标准中的2条：①缺血性胸痛的临床病史；②心电图的动态演变；③心肌坏死的血清心肌标记物浓度的动态改变。但对于老年患者，突然发生休克、严重心律失常、心力衰竭而原因未明，或突然发生较重且持久的胸闷、胸痛，都应考虑有心肌梗死的可能。

三、照护措施

（1）急性心肌梗死发作时的紧急照护 当患者出现急性心肌梗死的症状后，首先让患者平卧，舌下含服硝酸甘油，呼叫医护人员准备抢救，吸氧，给予生命体征监测。如患者出现呼吸、心跳骤停，应立即给予心肺复苏。

（2）疾病指导 告诉患者急性心肌梗死的疾病特点，树立终身治疗的观念，坚持做好风险因素控制将有利于延缓疾病进展，改善预后。

（3）饮食指导 饮食原则是低饱和脂肪与低胆固醇饮食，要求饱和脂肪占总热量的7%以下，胆固醇＜200mg/d。多食蔬菜、水果和粗纤维食物如芹菜、糙米等，避免暴饮暴食，注意少量多餐。戒烟酒，养成良好生活习惯。

（4）休息及运动康复指导　急性期24小时内绝对卧床休息，可减轻心脏负荷，有利于心功能的恢复，病情稳定后可逐渐增加活动量。循序渐进地进行活动，不可过急、过早、过度活动，也不能因担心病情而不敢活动。

（5）心理调适指导　指导患者调整心态，保持乐观、平和的心情，正确对待自己的病情，逐渐改变急躁易怒性格，保持心理平衡。可采取放松技术或与他人交流的方式缓解压力。告知家属对患者要积极配合和支持，为患者创造一个良好的身心休养环境，生活中避免对其施加压力，当患者出现紧张、焦虑或烦躁等不良情绪时，应予以理解并设法进行疏导，必要时争取患者工作单位领导和同事的支持。

（6）避免诱发因素　告知患者及家属过劳、情绪激动、饱餐、用力排便、寒冷刺激等都是心绞痛发作的诱因，应注意尽量避免。

（7）病情监测指导　教会患者及家属心绞痛发作时的缓解处理方法。告知患者应定期复查心电图、血压、血糖、血脂、肝功能等。

（8）用药指导　指导患者出院后遵医嘱服药，不要擅自增减药量，告知药物的用法、作用和不良反应，并教会患者定时测脉搏、血压。

（9）预防指导　应教会家属心肺复苏的基本技术以备急用。急性心肌梗死后，应积极做到全面综合的冠心病二级预防，预防再次梗死和其他心血管事件。

四、任务实施

根据任务情境，为吴奶奶提供疾病自我管理的指导和照护。通过实践演练，使同学们可以进一步掌握急性心肌梗死的相关知识，提高突发事件的应急处理能力，锻炼与患者沟通的能力，增强评估能力，并结合患者实际情况提供全面恰当的照护措施。

[第一步]工作准备

（1）环境准备　模拟医院场景。

（2）物品准备　准备好所需物品，能满足完成照护任务，且物品性能完好，放置合理。包括治疗车、免洗洗手液、治疗盘、电子体温计、电子血压计、护士表、血氧仪、垃圾桶等。

（3）人员准备　将同学分成若干小组，每组4～6人，进行角色扮演，共

模块三　老年疾病的健康照护　　195

同完成活动操作。

[第二步]处理紧急情况

（1）第一时间观察识别吴奶奶突发情况。

（2）协助吴奶奶就地平卧，停止一切活动。

（3）紧急呼叫医护人员进行抢救。

（4）吴奶奶意识清楚，未出现呼吸、心跳骤停，协助她吸氧，舌下含服随身携带的硝酸甘油。如患者呼吸、心跳骤停，立即给予心肺复苏抢救。

[第三步]沟通解释评估（待患者病情稳定后）

（1）问好，自我介绍，友好微笑，用对方喜欢的称呼方式展开沟通，注意保持目光接触和平视交流，举止得体，用语礼貌，自然开启话题，构建良好的合作关系。

（2）采用有效方法核对吴奶奶基本信息。

（3）结合案例对吴奶奶进行综合评估，包括一般情况（如精神状态、饮食、大小便、睡眠等）、心理状态、疾病相关的症状、针对本情境可能存在的特殊情况、对疾病的了解和当前的需求（如什么是急性心肌梗死及其病因、用药情况等）。

（4）为吴奶奶介绍照护任务及目的、操作时间、关键步骤，介绍需要吴奶奶注意和（或）配合的内容，获得理解并愿意配合。

[第四步]实际照护过程

（1）监测生命体征

①七步洗手法洗净双手。

②询问患者在测量前30分钟未做过剧烈运动，未情绪激动，未洗热水澡，未喝过冷热饮以及咖啡等影响生命体征的饮品，未做过冷热疗等影响生命体征测量的活动，评估测量部位（腋窝、前臂）皮肤无破损，无伤口等。

③按照规范的要求进行体温测量：测腋温时应用纱布或毛巾将腋下的汗液擦干，将体温计放于被照护者腋窝深处并贴紧皮肤，防止脱落。当听到测量完毕的提示音后，根据体温计指示读取并记录体温。

④测量血压：该内容参考"老年高血压患者的健康照护"任务实施中的实际照护过程。

⑤测量脉搏、呼吸：以食指、中指、无名指的指端放在桡动脉搏动处，压力大小以能清晰触及脉搏搏动为宜，测量30秒，将所测得数值乘2，即为脉率。仍保持诊脉手势，分散患者注意力，使患者处于自然呼吸的状态，观察患

者胸部或腹部的起伏（一起一伏为一次呼吸）测量30秒，将所测得的数值乘2，即为呼吸频率，记录脉率及呼吸值，并告知患者是否正常范围。

⑥ 测量血氧饱和度：参考"老年2型糖尿病患者的健康照护"任务实施中的实际照护过程。

⑦ 正确处理医疗废弃物，洗手。

⑧ 记录生命体征及血氧饱和度值。

（2）指导并教会吴奶奶院内康复期运动

① 七步洗手法洗手。

② 询问吴奶奶对疾病的认知和现在的需求，告知活动可促进侧支循环的形成，提高活动耐力，防止深静脉血栓形成、便秘、肺部感染等并发症。

③ 根据吴奶奶的恢复情况，告知其未来几天的锻炼计划，从床上被动运动开始逐步过渡到床上坐位、坐位双脚悬在床边、床旁站立、床旁行走、病室内及走廊步行、上楼梯训练。运动量控制在心率增加20次/分左右。

④ 在医护人员的指导下执行今日床上运动锻炼，指导吴奶奶进行腹式呼吸及关节的被动运动。

⑤ 指导吴奶奶做直腿抬高运动，抬腿高度为30°；双臂向头侧抬高深吸气，放下慢呼气；以不引起任何不适为度，如在活动中出现不适症状要立即停止休息，并告知医护人员。

⑥ 评价王奶奶的接受程度和满意程度，及时纠正偏差，对其不确定的内容进行强调。

（3）健康指导

① 指导吴奶奶及家属增加对疾病的认识，了解急性心肌梗死的病因、临床表现、用药等。做好心理调适，提高对治疗的依从性，以乐观积极的态度配合治疗。

② 了解吴奶奶的饮食喜好和习惯，为吴奶奶提供恰当的饮食指导。宜摄入低热量、低脂、低胆固醇、低盐饮食，多食蔬菜、水果和粗纤维食物如芹菜、糙米等，避免暴饮暴食，注意少量多餐。

③ 告知吴奶奶及家属避免急性心肌梗死的诱发因素，如果胸痛发作频繁、程度较重、时间较长，服用硝酸酯制剂疗效较差时，应警惕急性心血管事件。

④ 指导吴奶奶遵医嘱服药，不要擅自增减药量，告知药物的用法、作用和不良反应，提高用药依从性。

⑤ 评价王奶奶的接受程度和满意程度，及时纠正偏差，对其不确定的内容

模块三　老年疾病的健康照护　　197

进行强调。

评价标准如下。

评价指标	评价要素	分值	得分
工作准备 （10分）	物品准备齐全，操作过程不缺用物，能满足完成整个操作，性能完好，摆放合理	3	
	环境准备情况，包括温湿度适宜，光线明亮，空气清新	3	
	患者准备：患者状态良好，可以配合操作 个人准备：着装、装饰等是否符合规范，操作过程中是否按要求洗手	4	
沟通解释评估 （20分）	问好、自我介绍、友好微笑、称呼恰当、举止得体、用语礼貌，选择合适话题，自然开启话题等	5	
	采用有效方法核对患者基本信息	5	
	结合案例对患者进行综合评估 1. 一般情况（如精神状态、饮食、大小便、睡眠等） 2. 心理状态 3. 疾病相关的症状 4. 针对本情境可能存在的特殊情况 5. 对疾病的了解和当前的需求（如什么是急性心肌梗死及其病因、用药情况等）	5	
	1. 为患者介绍照护任务、任务目的、操作时间、关键步骤 2. 介绍需要患者注意和配合的内容 3. 获得患者理解，并且愿意配合	5	
实际照护过程 （70分）	正确处理心梗发作： 1. 第一时间识别心梗发作前兆，做出判断 2. 及时给予正确处理措施	15	
	为患者测量生命体征及氧饱和度： 1. 评估全面 2. 测量方法正确 3. 测量数值准确，记录	10	
	在照护过程中结合老年人情况给予正确的康复活动指导： 1. 教育方式恰当，如讲解与示范相结合 2. 语言简单易懂，尽量使用生活化语言 3. 表达准确、逻辑清晰、重点突出	15	
	在照护过程中结合老年人情况开展健康指导，如紧急情况的处理、健康生活方式等： 1. 教育方式恰当，如讲解与示范相结合 2. 语言简单易懂，尽量使用生活化语言 3. 表达准确、逻辑清晰、重点突出	6	
	心理照护：贯穿于照护过程始终，及时疏导患者不良情绪，鼓励患者积极配合治疗	4	
	坚持卫生的原则：严格按手部卫生的5个时机，必要时戴手套，正确使用防护材料，正确处理废弃物	4	
	发挥能动性：在照顾过程中能鼓励并尽量使患者亲力亲为，告知其如何发挥能动性	4	
	保护患者隐私：例如保护患者的个人信息，为其使用保护性材料（屏障）等	4	
	注意劳动保护：运用人体力学原理，注意节力和自身劳动保护	4	
	操作结束前询问患者有无其他需求、是否满意（反馈），整理各项物品，做好记录	4	

知识拓展

心肺复苏步骤如下。

① 确定环境安全。

② 判断患者是否存在意识丧失、大动脉搏动消失、呼吸停止。

③ 呼救，启动应急反应系统。

④ 将患者平卧于床或地面上，解开患者衣服将头颈放在一条直线上。

⑤ 心脏按压，每分钟100 ～ 120次，按压深度至为5 ～ 6cm。

⑥ 人工呼吸，抬头举颏法，开放气道清除呼吸道异物，如果是单人心肺复苏的话，心脏按压和人工呼吸的比值是30∶2。

⑦ 除颤。

⑧ 再次判断，5个CPR后再次判断患者是否面色红润，瞳孔是否由大缩小，大动脉搏动是否恢复，是否恢复自主呼吸。

⑨ 整理衣物，放置舒适体位，给予进一步生命支持。

思考与练习

一、单选题

1.急性心肌梗死最早、最突出的症状是（   ）。

A.胸前区疼痛 　　　　　　　　　B.心源性休克

C.室性心律失常 　　　　　　　　D.急性左心衰竭

2.下列哪项不是心肌梗死的并发症（   ）。

A.心脏破裂 　　　　　　　　　　B.栓塞

C.室壁瘤 　　　　　　　　　　　D.左心房黏液瘤

二、问答题

1.试述急性心肌梗死的诱发因素。

2.试述急性心肌梗死的典型症状。

三、案例分析

患者张某，男，72岁，因突发胸闷、大汗6小时入院。入院前6小时，患者无明显诱因出现胸闷，为胸骨后憋闷感，伴后背及颈部不适，有出汗、乏力，无咯血及呼吸困难，意识清，为求进一步诊治而来我院治疗。患者患病以来饮食睡眠差、精神差，大小便正常。既往有高血压病史10年，平时喜欢饮酒。诊断为急性心肌梗死,经进一步治疗病情有所好转。你作为健康照护师,该如何为张大爷提供健康指导?

任务二　支气管哮喘患者的健康照护

学习目标

1. 能够简述支气管哮喘患者的病因。
2. 能够对支气管哮喘患者进行全面、准确的照护评估,明确照护需求。
3. 能够根据照护需求为支气管哮喘患者提供全面、恰当的照护措施。
4. 能养成"以人为本"的职业理念,照护过程中具有爱心、耐心、同理心。

任务引入

张爷爷,男,69岁,退休,喜欢吸烟。早上外出散步时因花粉过敏,出现喘息发作,伴胸闷、心悸,于是去医院就诊。经过治疗张爷爷情况好转,医生让其每天使用峰值流量仪监测呼吸功能,并开具了硫酸沙丁胺醇吸入气雾剂。你作为张爷爷的健康照护师,请为张爷爷提供疾病自我管理的指导和照护。

支气管哮喘简称哮喘,是指气道在炎症作用下对多种刺激因素呈现高反应性,导致可逆性气流受限、气道结构改变的气道慢性炎症性疾病。哮喘可表现为反复发作的喘息、气急、胸闷、咳嗽等症状,常在夜间或清晨发作和加重,多数患者可自行缓解或治疗后缓解。哮喘是世界上最常见的慢性疾病之一,哮喘如果长期控制不佳、发作时不及时治疗可加重病情,导致死亡率增加。

一、病因

遗传因素和环境因素是支气管哮喘患者发病必不可少的两个因素。

1.遗传因素

哮喘是一种复杂的具有多基因遗传倾向的疾病，其发病具有家族集聚现象，即亲缘关系越近，患病率越高。

2.环境因素

哮喘的诱发因素非常广泛，如室内的尘螨、家养宠物、蟑螂，室外的花粉、草粉、油漆、饲料、活性染料，食物中的鱼、虾、蛋类、牛奶，药物如阿司匹林、抗生素，大气污染，吸烟，运动，肥胖等。

二、照护评估

1.病史

（1）患病及治疗经过　询问照护对象发作时的症状，如喘息、呼吸困难、胸闷或咳嗽的程度、持续时间、诱发或缓解因素。了解既往和目前的检查结果、治疗经过及效果、病情严重程度。了解照护对象对所用药物知识的掌握情况，如药物名称、剂量、用法、疗效、不良反应等，尤其是照护对象对于药物吸入技术的掌握情况，是否可以接受并进行长期规律的治疗，是否熟悉哮喘急性发作先兆和正确处理方法，急性发作时的应对方法等。评估疾病对照护对象的日常生活和工作的影响程度。

（2）评估与哮喘有关的病因和诱因　照护对象有无接触过敏原，室内是否密封窗户，是否正在使用地毯、化纤饰品，是否有空调等可造成室内空气流通减少的因素存在，室内有无灰尘、虫螨滋生，是否会接触动物皮毛和排泄物、蟑螂等；是否存在主动或被动吸烟、吸入污染的空气，是否接触花粉、草粉、油漆、饲料和活性染料等；有无进食虾、蟹、鱼、牛奶、蛋类等食物，是否存在食物过敏；有无服用阿司匹林、抗生素等药物史；有无受凉、气候变化、剧烈运动、妊娠等诱发因素；有无哮喘家族史。

（3）心理-社会状况　支气管哮喘是一种气道慢性炎症导致的疾病，患者对环境多种激发因子易过敏，发作性症状反复出现，严重时可影响睡眠和体力活动。评估病人有无烦躁、焦虑、恐惧等心理反应；有无忧郁、悲观情绪，以及对疾病治疗失去信心等。评估家属对疾病知识的了解程度和对患者关心程度、经济情况和社区医疗服务状况等，家庭成员中患支气管哮喘的情况及对本病的认识程度和态度等。

模块三 老年疾病的健康照护 201

2.身体评估

（1）一般状态　评估照护对象的生命体征和精神状态，有无嗜睡、意识模糊等意识状态的改变，观察其面部表情，是否存在痛苦面容。观察照护对象的呼吸频率和脉率的情况，有无奇脉。

（2）皮肤和黏膜　观察照护对象的口唇、面颊、耳郭等皮肤有无发绀，唇舌是否干燥，皮肤有无多汗、弹性降低的情况。

（3）胸部体征　观察照护对象的胸部有无过度充气，观察有无三凹征出现。听诊肺部有无哮鸣音、呼气音延长，有无胸腹反常运动，但有些非常严重的哮喘发作时，并无哮鸣音存在，需特别注意。

3.常见健康问题

（1）呼气性呼吸困难　哮喘典型的临床表现为发作性伴有哮鸣音的呼气性呼吸困难，可伴有胸闷、气急、咳嗽等症状。重者呈强迫体位或端坐呼吸甚至发绀，干咳或咳大量白色泡沫样痰。哮喘症状可在几分钟内发作，持续数小时至数天，应用平喘药治疗后缓解或自行缓解。夜间及凌晨发作和加重是哮喘的特征之一。

（2）并发症　发作时可并发气胸、肺不张、纵隔气肿。反复发作和感染可并发慢性支气管炎、肺气肿和肺源性心脏病。

4.监测标准

（1）血氧饱和度　动脉血氧饱和度间接反映机体是否缺氧及缺氧的程度。正常值范围为95%～100%。

（2）最大呼气峰流速　呼气峰流速也叫最大呼气流量，是肺功能检查的一项重要指标。是指照护对象在用力呼气的过程中，使用峰流速仪测定呼气流速最快时的瞬间流速，是反映呼吸肌的力量及气道有无阻塞的指标。一般成人正常范围为450～600L/min。

三、照护措施

1.环境管理

有明确过敏原者应尽快脱离过敏原，照护对象所在的室内不宜摆放花草，避免使用皮毛、羽绒、蚕丝等用品。保持环境清洁，空气流通，温湿度适宜。

2.饮食与体位指导

不适宜的饮食会诱发或加重哮喘，支气管哮喘患者应清淡饮食，选择易消化的食物，避免摄入冷、硬、油煎食物。如果明确照护对象对鱼、虾、蟹、蛋类、牛奶等过敏，应避免食用。哮喘发作时照护对象会呼吸增快、出汗，常伴脱水、痰液黏稠，易形成痰栓阻塞小支气管，加重呼吸困难，故发作期间宜多饮水，每日饮水量达到2500～3000mL，可以稀释痰液、补充丢失的水分，纠正水、电解质和酸碱平衡紊乱。发作时应保持舒适体位，如若选择端坐呼吸，可为其提供床旁桌支撑，如小桌板，以减少照护对象的体力消耗。

3. 口腔与皮肤照护

哮喘发作时，照护对象常会大量出汗，应每天进行温水擦浴，勤换衣服和床单，保持皮肤的清洁、干燥和舒适。协助并鼓励照护对象咳嗽后用温水漱口，保持口腔清洁。

4. 促进排痰

痰液黏稠者可定时给予蒸汽或氧气雾化吸入。指导照护对象进行有效咳嗽，协助叩背，以促进痰液排出。必要时可用负压吸引器吸痰。

5. 氧疗

给予照护对象鼻导管或面罩吸氧，根据照护对象情况调节氧流量，一般为1～3L/min。吸入的氧气应尽量温暖、湿润，避免照护对象气道干燥或寒冷刺激而导致气道痉挛。

6. 病情观察

夜间和凌晨是哮喘易发作的时间，应注意观察哮喘发作的前驱症状，及时给予救助。如果照护对象出现鼻咽痒、打喷嚏、流涕、眼痒等过敏症状，应警惕哮喘发作。如果照护对象出现极度憋喘、呼吸困难，甚至意识改变、不能讲话等，说明哮喘严重，需要立即就医治疗。

7. 用药照护

无论是缓解性药物还是控制性药物，均应遵医嘱按时正确用药，以保证药物疗效，并注意观察用药后的疗效及有无不良反应。长期应用糖皮质激素者，不能自行减量或突然停药。

掌握各种吸入用药的方法，如掌握定量雾化吸入器（MDI）、干粉吸入器（都宝、准纳器等）的使用方法。

8. 心理照护

哮喘新近发生和重症发作的照护对象，通常会出现紧张甚至惊恐不安的情绪，应多陪伴，耐心解释病情和治疗措施，给予心理疏导和安慰，消除过度紧

模块三 老年疾病的健康照护 **203**

张情绪，这对减轻哮喘发作症状和控制病情有重要意义。

四、任务实施

根据任务情境，为张爷爷提供支气管哮喘自我管理的指导和照护。通过实践演练，使同学们进一步掌握支气管哮喘相关的疾病知识和技能，锻炼与照护对象沟通的能力，增强评估能力，并结合照护对象实际情况提供全面恰当的照顾措施。

[第一步]工作准备

（1）环境准备　模拟医院照护场景。

（2）物品准备　准备好所需物品，能满足完成照护任务，且物品性能完好，放置合理。包括治疗车、洗手液、口罩、护士表、峰流速仪器、硫酸沙丁胺醇、卫生纸、漱口杯、温开水、黑色及黄色垃圾桶、照护记录单等。

（3）人员准备　将同学分成若干小组，每组4～6人，进行角色扮演，共同完成活动操作。

[第二步]沟通解释评估

（1）敲门，问好，自我介绍，友好微笑，用对方喜欢的称呼方式开展沟通，注意保持目光接触和平视交流，举止得体，用语礼貌，自然开启话题，构建良好的合作关系。

（2）采用有效方法准确核对张爷爷基本信息。

（3）结合案例对张爷爷进行综合评估，包括一般情况（如精神状态、饮食、大小便、睡眠、过敏史等）、心理状态、疾病相关的症状（如呼吸、咳嗽、咳痰等）、针对本情境可能存在的特殊情况、张爷爷对疾病的了解和当前的需求（如哮喘的病因、发作时的症状、用药情况、治疗方法及预后等）。

（4）为张爷爷介绍照护任务及目的、操作时间、关键步骤，介绍需要张爷爷注意和（或）配合的内容，获得理解并愿意配合。

[第三步]实际照护过程

（1）指导并教会张爷爷使用峰流速仪来监测呼吸情况

① 七步洗手法洗手，必要时戴上手套、长袍、口罩、护目镜或带面罩的口罩。

② 向照护对象解释操作过程，明确测量的时间、次数及正常范围。

③ 指导照护对象站立或者坐直，肩膀放松。确保照护对象嘴里没有口香

糖、食物或液体。

④ 根据照护对象的身高和年龄调整峰流速仪上红色和绿色指示标，将游标复位。

⑤ 指导照护对象调整呼吸并将肺里的空气全部呼出后深吸一口气，将峰流速仪的吸口放入口腔内，与嘴唇紧密贴合。随后指导照护对象快速且用力地吹气。

⑥ 读取并记录峰流速仪上游标所在位置的数值。指导照护对象调整呼吸，至少再重复2次以上。记录每个结果。选择最好的读数并将其作为此次测量的峰流速值。

⑦ 将此次测量的峰流速值与照护对象的正常参数进行比较，必要时启动哮喘行动计划。

⑧ 对峰值流量计进行清洁消毒。

⑨ 摘下手套和其他个人防护装备。

⑩ 正确处理医疗废弃物，洗手。

⑪ 记录数值。

⑫ 评价张爷爷的接受程度和满意程度，及时纠正操作偏差，对其不确定的内容进行强调。

（2）指导并教会张爷爷使用硫酸沙丁胺醇吸入气雾剂。

① 七步洗手法洗手。

② 核对照护对象信息并向照护对象解释操作过程。

③ 检查药物上的有效期，确认药物是在适当的时间，按照规定的剂量，通过正确的途径服用的，告知药物使用的时间、次数、药量。

④ 指导照护对象调整体位，选择站立或者坐直，肩膀放松。

⑤ 摇匀药物，取下吸口盖，指导照护对象调整呼吸，将肺里的空气全部呼出，然后将口含嘴放入口中并将其用嘴唇包裹，当照护对象开始通过口腔缓慢吸气时，指导其按下阀门。指导照护对象继续缓慢地、尽可能深地吸气。

⑥ 取出口含嘴并屏气10秒后，指导照护对象通过噘起的嘴唇慢慢呼气。

⑦ 指导照护对象用水进行深咽部漱口，当使用速效药物时，间隔大约15～30秒。

⑧ 清洁口含嘴并将吸口盖回盖到吸入器上，放置阴凉通风处保存。

⑨ 如果照护对象是第一次服药，给予照护对象关于药物的不良反应或其他

模块三 老年疾病的健康照护 **205**

注意事项的宣教。

⑩ 正确处理医疗废弃物，洗手，记录。

⑪ 评价张爷爷的接受程度和满意程度，及时纠正偏差，对其不确定的内容进行强调。

（3）健康指导

① 指导张爷爷及家属增加对疾病的认识，了解哮喘的病因、临床表现、用药及诱因等。做好心理调适，提高对治疗的依从性，以乐观积极的态度配合治疗。

② 了解张爷爷的饮食喜好和习惯，为张爷爷提供恰当的饮食指导。饮食清淡易消化，避免摄入生、冷、油腻食物。保证充足饮水。

③ 根据张爷爷情况给予环境管理，消除诱因，提供清洁、舒适的环境。

④ 指导张爷爷及家属了解哮喘发作的症状，如若出现紧急情况立即给予救助或就医。

⑤ 指导张爷爷每日按时用药，掌握药物的使用方法，预防哮喘的发作。

⑥ 评价张爷爷的接受程度和满意程度，及时纠正偏差，对其不确定的内容进行强调。

评价标准如下。

评价指标	评价要素	分值	得分
工作准备 （10分）	物品准备齐全，操作过程不缺用物，能满足完成整个操作，性能完好，摆放合理	3	
	环境准备情况，包括温湿度适宜，光线明亮，空气清新	3	
	照护对象准备：照护对象状态良好，可以配合操作 个人准备：着装、装饰等是否符合规范，操作过程中是否按要求洗手	4	
沟通解释评估 （20分）	问好、自我介绍、友好微笑、称呼恰当、举止得体、用语礼貌，选择合适话题，自然开启话题等	5	
	采用有效方法核对照护对象基本信息	5	
	结合案例对照护对象进行综合评估 1.一般情况（如精神状态、饮食、大小便、睡眠、过敏史等） 2.心理状态 3.疾病相关的症状（如呼吸、咳嗽、咳痰等） 4.针对本情境可能存在的特殊情况 5.对疾病的了解和当前的需求（如哮喘的病因、发作时的症状、用药情况、治疗方法及预后等）	5	
	1.为照护对象介绍照护任务、任务目的、操作时间、关键步骤 2.介绍需要照护对象注意和配合的内容 3.获得照护对象理解，并且愿意配合	5	

续表

评价指标	评价要素	分值	得分
实际照护过程（70分）	指导并教会照护对象使用峰流速仪来监测呼吸情况： 1. 指导方法正确 2. 照护对象能自己使用峰流速仪来监测呼吸情况 3. 明确峰流速仪来监测呼吸情况监测的时间、次数、正常范围	20	
	指导并教会照护对象使用硫酸沙丁胺醇吸入气雾剂： 1. 指导方法正确 2. 照护对象能正确使用硫酸沙丁胺醇吸入气雾剂 3. 照护对象能明确药物使用的时间、次数、药量，了解紧急情况的应对方法	20	
	在照护过程中结合老年人情况开展健康指导，如疾病预防和饮食、哮喘发作的症状等： 1. 教育方式恰当，如讲解与示范相结合 2. 语言简单易懂，尽量使用生活化语言 3. 表达准确、逻辑清晰、重点突出	6	
	心理照护：贯穿于照护过程始终，及时疏导照护对象不良情绪，鼓励照护对象积极配合治疗	4	
	坚持卫生的原则：严格按手部卫生的5个时机，必要时戴手套，正确使用防护材料，正确处理废弃物	4	
	发挥能动性：在照顾过程中能鼓励并尽量使照护对象亲力亲为，告知其如何发挥能动性	4	
	保护照护对象隐私：例如保护照护对象的个人信息，为其使用保护性材料（屏障）等	4	
	注意劳动保护：运用人体力学原理，注意节力和自身劳动保护	4	
	操作结束前询问照护对象有无其他需求、是否满意（反馈），整理各项物品，做好记录	4	

知识拓展

《支气管哮喘防治指南（2020年版）》将哮喘分为急性发作期、慢性持续期和临床控制期，临床控制期指患者无喘息、气促、胸闷、咳嗽等症状4周以上，1年内无急性发作，肺功能正常。

思考与练习

一、单选题

1. 下列属于老年支气管哮喘病因的是（　　）。

A. 年龄　　　　　　B. 种族　　　　　　C. 作息　　　　　　D. 环境

2. 以下不属于哮喘发作的症状的是（　　）。

A.咳血　　　　　B.咳嗽　　　　　C.胸闷　　　　　D.呼吸困难

二、问答题

1.试述导致哮喘发作的环境因素。

2.试述哮喘患者的口腔和皮肤的照护。

三、案例分析

王大爷,哮喘患者,2小时前散步至装修店铺闻到油漆味,突然出现喘息、气短、咳嗽症状,经热心群众帮助第一时间送往医院。你作为医院内王大爷的照护师,应如何为王大爷提供照护和指导?

任务三　老年髋关节置换术术后患者的健康照护

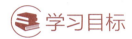

1.能够对老年髋关节置换术术后患者进行全面、准确的照护评估,明确照护需求。

2.能够根据照护需求为老年髋关节置换术术后患者提供全面、恰当的照护措施。

3.能养成"以人为本"的职业理念,照护过程中具有爱心、耐心、同理心。

任务引入

刘爷爷,男,64岁,3年前出现左髋部疼痛,近期加剧,不能行走,日常活动严重受限,家人将其送往医院就诊。经相关检查后,诊断为左髋关节炎。针对刘爷爷的病情,医院建议其实施左侧人工股骨头置换术,手术过程非常顺利。今天是刘爷爷术后第二天,作为刘爷爷的照护人员,你将如何对刘爷爷进行术后的康复照护指导?

髋关节置换是指应用人工材料制作的髋关节结构植入人体以替代病损的自体关节，从而减轻疼痛，达到维持髋关节功能的目的。目前，髋关节置换被认为是治疗髋关节终末期严重关节炎最有效、最成功的手术。

一、照护评估

1.病史

评估照护对象的既往患病史；评估照护对象的跌倒风险情况；评估照护对象患病后的检查和治疗经过，目前用药情况和病情控制情况等；评估照护对象及家庭成员对疾病知识的了解程度，患病后有无焦虑、恐惧等心理变化。

2.常见健康问题

（1）术后脱位　术后5周是脱位的高危时期，术后脱位的原因主要与同一关节既往有手术史、手术部位肌肉瘫痪、神经支配功能丧失、假体位置放置不当、关节周围软组织张力差、术后康复治疗或活动时下肢体位不当等有关。应注意观察双下肢是否等长，局部有无疼痛和异物突出感，肢体有无逆旋或外旋等情况。

（2）深静脉血栓形成　静脉血栓形成是术后最常见的严重并发症，也是术后3个月内最常见的致死原因，其中最主要、最致命的是继发肺栓塞。照护对象高龄、有静脉血栓史、髋部骨折史、术后长时间制动、术后长期卧床等因素均是加大术后并发深静脉血栓风险的因素。应注意观察肢体有无肿胀情况，肢端皮肤颜色、温度、有无感觉异常、有无被动牵拉足趾痛，有无胸闷、呼吸困难等情况。

（3）疼痛　术后72小时内因手术创伤所致的疼痛会严重影响照护对象的休息和康复。应注意观察疼痛的性质、时间、程度等。

二、照护措施

1.病情观察

包括生命体征、伤口敷料、疼痛等方面；观察手术切口敷料有无渗液及渗出液的颜色、性状、量等，渗湿后及时通知医护人员更换敷料，以防感染；观察照护对象术后有无疼痛，疼痛严重者予以镇痛药或镇痛泵。

2.体位护理

术后平卧，2～6小时后可通过轴线翻身侧卧。

3.饮食指导

加强营养，多进食含蛋白质、维生素、钙、铁丰富的食物，增加自身抵抗力。但要控制体重的增加，以减少关节的负重。

4.功能锻炼

鼓励患者尽早床上活动，进行必要的功能锻炼。

（1）呼吸训练　可进行深吸气、深呼气和有效的咳嗽、咳痰训练。双上肢做伸展扩胸运动，进行肺功能训练。每个动作重复10下，每日2～3次。

（2）患肢床上活动　踝关节主动背伸与跖屈；股四头肌、臀肌等长收缩锻炼；髌骨推移运动；屈髋屈膝运动，屈髋小于90°；髋关节伸直练习；髋部外展练习；抬臀运动；直腿抬高运动等，促进血液循环，预防下肢深静脉血栓形成。

（3）起、坐、站立、步行训练　从卧位到坐位的训练；从坐位到站位的训练；从站位到行走的训练；上下楼梯手杖行走法：上楼梯时，健肢先上，手杖和患肢后上，下楼梯时，手杖和患肢先下，健肢跟下。

三、任务实施

根据任务情境，为刘爷爷提供髋关节置换术后的指导和照护。通过实践演练，使同学们进一步掌握髋关节置换术后护理的相关疾病知识和技能，锻炼与照护对象沟通的能力，增强评估能力，并结合照护对象实际情况提供全面恰当的照顾措施。

[第一步]工作准备

（1）环境准备　模拟医院照护场景。

（2）物品准备　准备好所需物品，能满足完成照护任务，且物品性能完好、放置合理。包括治疗车、洗手液、口罩、助行器、黑色及黄色垃圾桶、照护记录单等。

（3）人员准备　将同学分成若干小组，每组4～6人，进行角色扮演，共同完成活动操作。

[第二步]沟通解释评估

（1）敲门，问好，自我介绍，友好微笑，用对方喜欢的称呼方式开展沟通，注意保持目光接触和平视交流，举止得体，用语礼貌，自然开启话题，构建良好的合作关系。

（2）采用有效方法准确核对刘爷爷基本信息。

（3）结合案例对刘爷爷进行综合评估，包括一般情况（如精神状态、饮食、大小便、睡眠、过敏史等）、心理状态、疾病相关的症状（如疼痛、敷料、渗液等）、针对本情境可能存在的特殊情况、刘爷爷对髋关节置换术的了解和当前的需求（如髋关节置换术治疗方法及预后、术后的并发症、康复锻炼等）。

（4）为刘爷爷介绍照护任务及目的、操作时间、关键步骤，介绍需要刘爷爷注意和（或）配合的内容，获得理解并愿意配合。

[第三步]实际照护过程

（1）指导并教会刘爷爷术后床上功能锻炼

① 七步洗手法洗手。

② 指导刘爷爷平卧位，保持放松。

③ 从已经学过的踝泵运动开始，做主动跖屈、背伸和环转运动，每个动作保持5～10秒，再放松，每组10～15个，做3组。

④ 指导髋关节轻度屈伸训练，仰卧位时，脚跟沿床面往臀部方向移动，髋关节屈曲小于60°，保持5秒，再放松，每组10个，做3组。

⑤ 询问及观察刘爷爷的反应。

⑥ 洗手。

⑦ 记录锻炼的时间、次数及照护对象的情况。

⑧ 评价刘爷爷的接受程度和满意程度，及时纠正动作。

（2）指导并教会刘爷爷使用助行器活动

① 七步洗手法洗手。

② 确保环境安全、光线明亮、周围无杂物，照护对象穿防滑鞋，长度适宜的裤子。

③ 检查助行器：正确打开助行架，检查螺丝、橡胶垫等并确定其稳固性。

④ 调整助行器高度：嘱刘爷爷身体自然站立，抬头挺胸，双手自然下垂在身体的两侧，调节助行器下端的按钮，保持手柄高度大约与手腕横纹齐平。

⑤ 指导刘爷爷使用助行器。

A.使用助行器行走：嘱刘爷爷放松肩膀，双手自然下垂放于助行器上，握住助行器扶手，保持正立姿势，目视前方。先将助行器向身体前方移动约一步的距离，保持后背挺直，不要将身体压在助行器上；迈出患侧腿，患侧脚落在助行器的中间位置，随后迈出健侧腿，与患侧腿保持在同一水平。

B.使用助行器由站位到坐位：嘱刘爷爷身体慢慢后移，直至双膝后侧接触椅边；健侧手放在助行器上，患侧手放在椅子扶手上，健侧腿膝微屈，患腿伸前一步；双手扶稳椅子扶手，上身稍前倾，慢慢坐下，保持膝关节低于髋部水平。

C.使用助行器由坐位到站位：将助行器放于身体正前方，健侧手放在架上，患侧手按在椅面，臀部向前移，双膝微曲，重心倾向前然后起立。

⑥ 训练后协助刘爷爷休息并取舒适体位。

⑦ 洗手，记录。

⑧ 评价刘爷爷的接受程度和满意程度，及时纠正偏差，对其不确定的内容进行强调。

（3）健康指导

① 指导刘爷爷及家属增加对手术的认识，了解术后并发症、预防及应对方法、康复锻炼等。做好心理调适，提高对治疗和康复的依从性，以乐观积极的态度配合康复治疗。

② 了解刘爷爷的日常生活习惯，为刘爷爷提供恰当的术后指导。

A.术后3个月内防止髋关节屈曲＞90° 卧位时不要忘记在双腿间放枕头，保持双下肢外展位。6个月内禁止髋关节内收、内旋。

B.坐位时不要坐太低的座椅或沙发。正确的坐位方式是保持身体直立，不要前倾或弯腰。

C.无论是坐位、站立、卧位，不要将膝关节靠近对侧膝关节，更不要交叉双腿，让患腿穿过身体的中线，不能跷二郎腿。

D.不要坐没有扶手的椅子，有扶手的坐椅可以帮助站立且给予支撑，保持身体不会前屈，否则髋关节屈曲会＞90° 。

E.不要坐低的坐便器，必要时应加高坐便器座位。

F.不要下蹲取物。

③ 为刘爷爷及家属讲解并发症的症状及应对方法。

④ 指导刘爷爷每日进行康复锻炼，制定康复计划。

⑤ 评价刘爷爷的接受程度和满意程度，及时纠正偏差，对其不确定的内容进行强调。

评价标准如下。

评价指标	评价要素	分值	得分
工作准备 （10分）	物品准备齐全，操作过程不缺用物，能满足完成整个操作，性能完好，摆放合理	3	
	环境准备情况，包括温湿度适宜，光线明亮，空气清新、地面平坦干净整洁无水渍。	3	
	照护对象准备：照护对象状态良好，可以配合操作 个人准备：着装、装饰等是否符合规范，操作过程中是否按要求洗手	4	
沟通解释评估 （20分）	问好、自我介绍、友好微笑、称呼恰当、举止得体、用语礼貌，选择合适话题，自然开启话题等	5	
	采用有效方法核对照护对象基本信息	5	
	结合案例对照护对象进行综合评估 1.一般情况（如精神状态、饮食、大小便、睡眠、过敏史等） 2.心理状态 3.疾病相关的症状（如疼痛、敷料、渗液等） 4.针对本情境可能存在的特殊情况 5.对手术的了解和当前的需求（如髋关节置换术的治疗方法及预后、康复锻炼、并发症的应对及预防等）	5	
	1.为照护对象介绍照护任务、任务目的、操作时间、关键步骤 2.介绍需要照护对象注意和配合的内容 3.获得照护对象理解，并且愿意配合	5	
实际照护过程 （70分）	指导并教会照护对象术后床上功能锻炼： 1.指导方法正确 2.照护对象能自己进行功能锻炼 3.明确训练的次数、时间、频率	20	
	指导并教会照护对象使用助行器活动： 1.指导方法正确 2.照护对象能正确使用助行器活动 3.照护对象能掌握助行器使用的方法	20	
	在照护过程中结合老年人情况开展健康指导，如并发症的预防和应对、康复锻炼的内容及重要性等： 1.教育方式恰当，如讲解与示范相结合 2.语言简单易懂，尽量使用生活化语言 3.表达准确、逻辑清晰、重点突出	6	
	心理照护：贯穿于照护过程始终，及时疏导照护对象的不良情绪，鼓励照护对象积极配合治疗	4	
	坚持卫生的原则：严格按手部卫生的5个时机，必要时戴手套，正确使用防护材料，正确处理废弃物	4	
	发挥能动性：在照顾过程中能鼓励并尽量使照护对象亲力亲为，告知其如何发挥能动性	4	
	保护照护对象隐私：例如保护照护对象的个人信息，为其使用保护性材料（屏障）等	4	
	注意劳动保护：运用人体力学原理，注意节力和自身劳动保护	4	
	操作结束前询问照护对象有无其他需求、是否满意（反馈），整理各项物品，做好记录	4	

知识拓展

"髋关节置换术"可以显著缓解髋关节疼痛,恢复关节的功能。人工假体的设计和材料选择旨在模拟正常髋关节的结构和功能,使患者能够恢复正常的关节活动范围和力量。这对于患者的日常生活活动、行走能力和体力恢复至关重要。髋关节置换术主要分为股骨头置换和全髋关节置换术。

(1)股骨头置换 主要用于髋臼状况尚好的下列情况。①高龄移位股骨颈骨折,且伤前患髋无骨关节炎表现;②单纯股骨头颈粉碎性骨折;③不稳定的高龄股骨转子间骨折,不适合内固定者;④高龄陈旧性股骨颈骨折不愈合,髋臼侧软骨无明显受损者;⑤某些股骨头颈部良恶性肿瘤无法保留股骨头颈者。

(2)全髋关节置换术 适用于各种原因引起的终末期髋关节疾病。具体包括:①原发性或继发性髋关节骨关节炎;②股骨头缺血性坏死;③类风湿关节炎累及髋关节;④强直性脊柱炎累及髋关节;⑤髋关节强直,特别是强直于非功能位时,或髋融合术失败者;⑥股骨近端或髋臼肿瘤;⑦血友病性关节炎;⑧化脓性或结核性髋关节炎静止期。

此外,应综合考虑患者的年龄、对活动量需求、职业特点以及对手术的期望等。

思考与练习

一、单选题

1.下列不属于髋关节置换术后并发症的是(　　)。
A.术后脱位　　　　　　　　B.深静脉血栓形成
C.感染　　　　　　　　　　D.疝气

2.下列不属于髋关节置换术后病情观察的内容是(　　)。
A.饮水情况　　B.生命体征　　C.伤口敷料　　D.疼痛

二、问答题

1.髋关节置换术后的功能锻炼有哪些?
2.试述髋关节置换术后的病史评估。

三、案例分析

李女士,68岁,从去年开始,左髋部就开始隐隐作痛。一开始她并未引起重视，以为是平常太过操劳所致。但随着时间的推移，这种隐痛已逐渐发展到影响正常行走的地步。在忍耐了一年半之久后，李女士最终选择了去医院就医。在医院检查后发现其为严重的左侧髋关节炎，3天前进行了左髋关节置换，目前患肢有肿胀伴有疼痛。你作为李女士的照护师，应如何为李女士提供照护和指导？

思考与练习答案